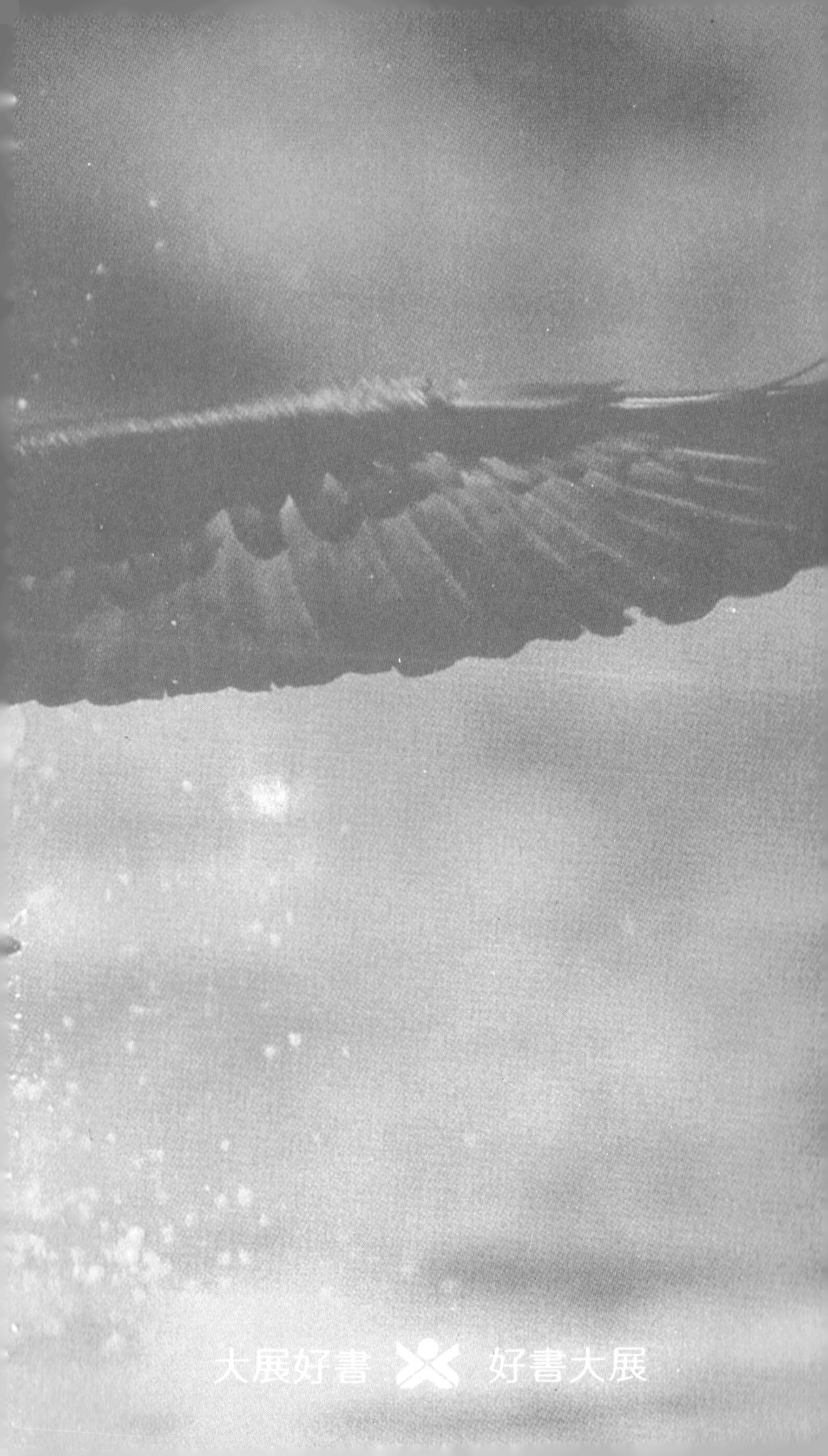
大展好書 好書大展

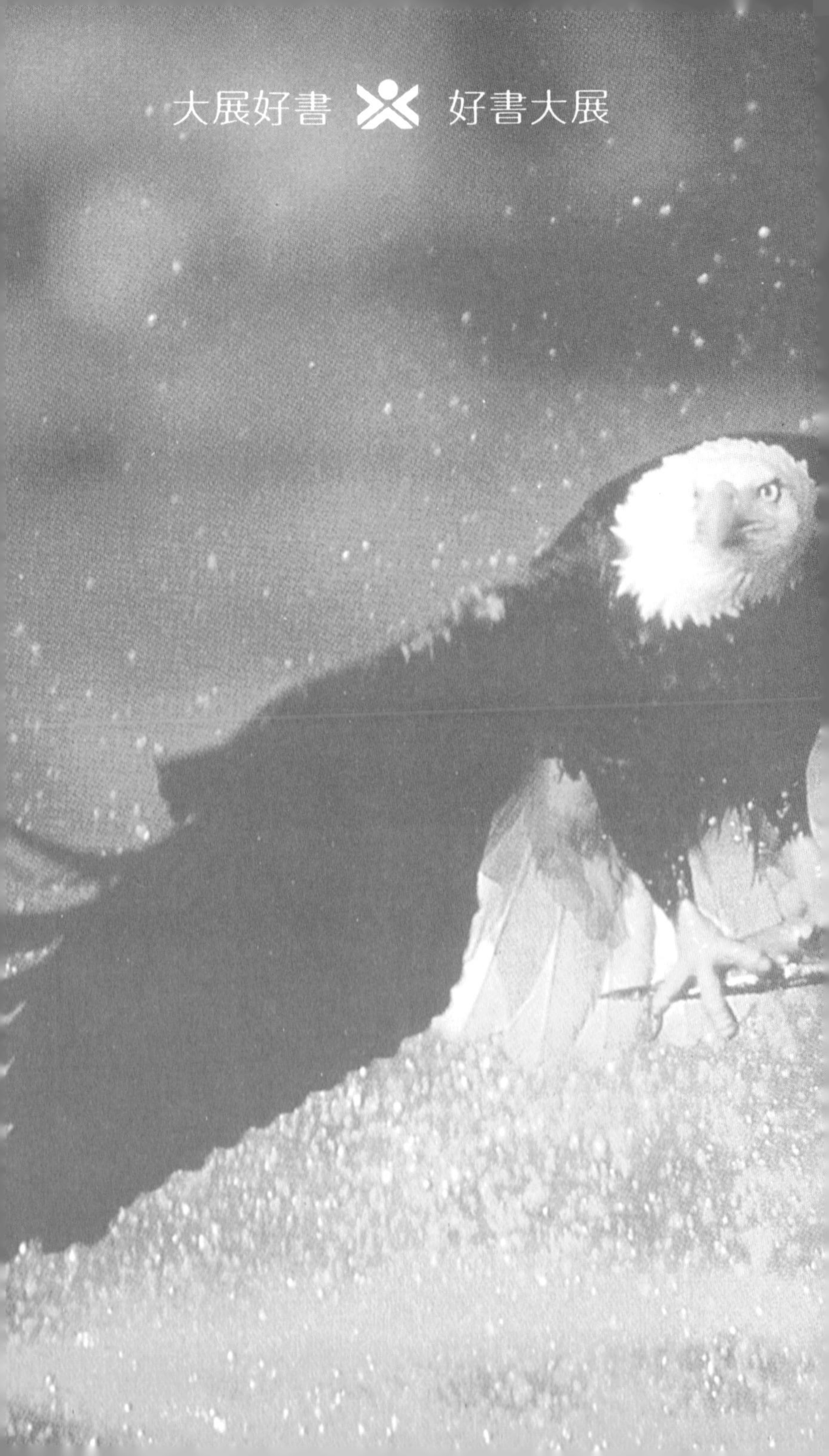
大展好書 好書大展

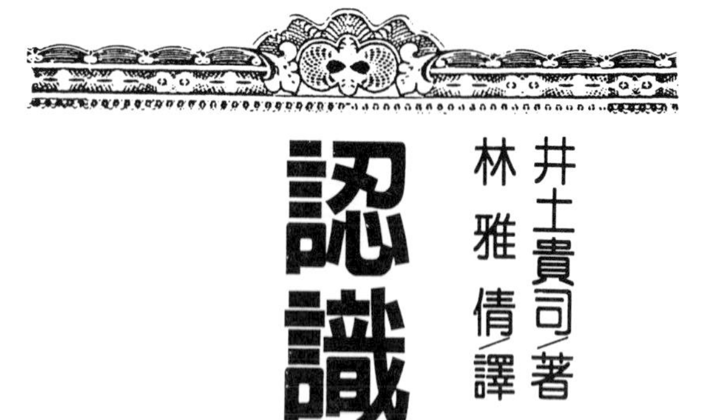

認識活性氧

井土貴司／著
林雅倩／譯

84
健康天地

前　言

可以擁有健康快樂的飲食生活是最好的……。即使再有錢、再有地位，沒有健康的話……相信這是一般人的想法，這就是目前掀起健康旋風的根底。

「活性氧」這個大家不太瞭解的名稱，原本在一般人的談話中不會出現。但是，現在卻出版書籍，大家都擁有關於活性氧的知識。這的確是非常厲害。也就是說，大家對健康的關心度提高了。

有關健康、營養方面的資訊，以驚人的速度交換著，昨天還認為是很好的東西，今天卻認為不好……這樣的例子時有所聞。所以真正希望得到健康，一定要好好地對於資訊、知識進行正確的取捨選擇。

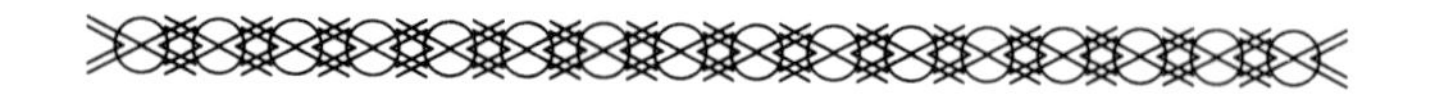

本書盡可能簡單明瞭地為各位解說「活性氧」這個難解的話題。希望本書能夠幫助各位，在每天的飲食生活當中，保護自己的健康。

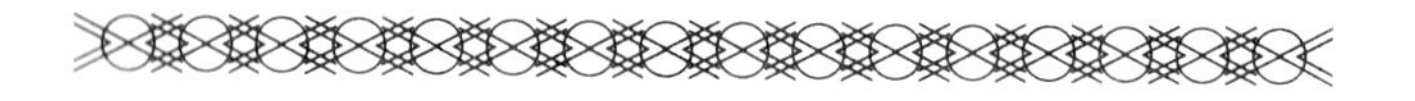

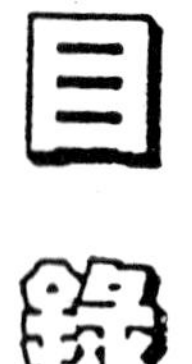

目錄

前　言……三

第一章　你知道嗎？人也會生銹

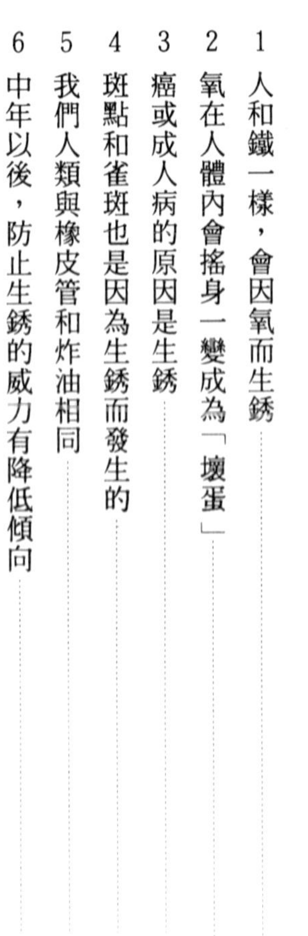

1　人和鐵一樣，會因氧而生銹……一四
2　氧在人體內會搖身一變成為「壞蛋」……一六
3　癌或成人病的原因是生銹……二一
4　斑點和雀斑也是因為生銹而發生的……二三
5　我們人類與橡皮管和炸油相同……二五
6　中年以後，防止生銹的威力有降低傾向……二七

第二章　警告！我們現在容易生銹

7　臭氧層遭到破壞使人類更容易生銹……三二
8　嚴重的大氣污染使人類生銹……三五
9　照一次X光，會使你的壽命縮短幾天……三六
10　食物污染更使人類生銹……三九
11　現代社會的危險環境……四一
12　壓力的社會到來，「壞蛋」最高興……四三
13　喝酒決不是好事……四五

第三章　探討老化與生銹的關係

14　究竟何謂老化？……四八
15　氧的消耗量決定人類的壽命……五〇
16　瞭解老化的構造……五三

17 防銹能力越強的人，越能長生……五五

第四章　瞭解活性氧

18 人類會生銹是因為有活性氧……六〇
19 容易生銹的不飽和脂肪酸……六二
20 四種活性氧……六五
21 具有雙重性格的活性氧……七一
22 農藥或抗癌劑也是活性氧的發生源……七三

第五章　各種疾病與活性氧的關係

23 活性氧是所有疾病的元凶……七八
24 癌的發生與活性氧……八三
25 用放射線治療或化學療法無法治好癌的理由……八五
26 肺癌的關鍵已經不只是煙了……八七

27 糖尿病與活性氧的關係……八九
28 帕金森氏病等難病的原因，也是活性氧嗎？……九二
29 還有很多活性氧所造成的疾病……九四

第六章　對抗活性氧的抗氧化物質

30 在體內的防銹系統……九八
31 瞭解SOD……一〇二
32 體內可以製造的抗氧化物質……一〇五
33 維他命也是重要的抗氧化物質……一〇七
34 體內無法製造維他命E或C……一一〇
35 最近成為話題的β—胡蘿蔔素，也是抗氧化物質……一一二
36 其他的抗氧化物質……一一四

第七章　老化、痴呆與活性氧

37 老化與活性氧的關係……一一八
38 記憶力和肌力的減退，是從線粒體的老化開始……一二〇
39 腦內斑點的真相是異常蛋白質……一二二
40 腦的萎縮是如何產生的？……一二四

第八章　蛋白質與抗氧化物質

41 缺乏蛋白質意味著死亡……一二八
42 關鍵在於攝取良質蛋白質……一三〇
43 吃魚或肉食的注意點……一三四
44 日本人長壽的秘密……一三六

第九章　戰勝活性氧攻擊的飲食生活

45 不增加活性氧的飲食是什麼……一四〇
46 日本食品的優點在哪裡……一四二

47 膽固醇絕對不是對身體不好的東西……一四四
48 即使吃蛋，也不會使膽固醇積存……一四六
49 蛋是抗氧化物質的根源……一四八
50 巧妙地攝取不飽和脂肪酸……一五〇
51 瞭解不飽和脂肪酸……一五一
52 最重要的是維他命E與C……一五三
53 飲食生活中，巧妙搭配維他命劑……一五六
54 日常生活與維他命……一五八
55 維他命A可由胡蘿蔔素中攝取……一六〇
56 胡蘿蔔素的高明攝取法……一六二
57 重新評估傳統的早餐……一六五
58 類黃酮和泛醌也要攝取……一六七
59 瞭解油……一六九

第十章　不使你生銹的生活術

60 請戒煙吧！……一七二
61 吸煙是殺人罪……一七四
62 喝酒要適可而止……一七六
63 你知道嗎？運動對身體不好……一七七
64 運動不足＝肥胖是誤解……一八〇
65 何謂適度的運動量……一八一
66 極力避免紫外線……一八三
67 維持必要最低限度的X光檢查……一八五
68 微波爐或個人電腦、攜帶型電話的電磁波……一八七
69 不要忽略小傷……一八九
70 大家一起來遏止環境的惡化……一九一

第一章

你知道嗎？人也會生銹

1 人和鐵一樣，會因氧而生銹

■什麼是生銹？

你知道嗎？人也會生銹。「我知道鐵會生銹，但人也會生銹嗎？真是難以想像！」……。也許這是各位讀者的回答。這也是無可厚非之事。摩擦我們的手腳會產生污垢，但卻不會生銹。說這麼骯髒的話題，真是不好意思！但是人類的身體會生銹，這是事實。

人類會生銹，這是怎麼一回事呢？就從這個話題開始探討吧！原本所謂生銹，到底是什麼意思呢？

鐵會生銹，相信各位讀者都知道。光亮的鐵漸漸被氧化，略帶紅色，然後變成鮮紅色，破爛不堪……。

各位讀者對於生銹，當然不會有好的印象。事實上，這也是瞭解「人會生銹的重要關鍵」。總之，生銹就是不良狀態。

■人類會生銹是指疾病或老化嗎？

我們的身體不良時，嚴格說起來，人類的身體狀態不良，到底是怎麼一回事呢？

生病與老化……這兩者就是我們身體狀態不良的表現。「哦！那麼對人類而言，生銹就是指疾病與老化嗎？」的確是很好的想法。但是，更正確的說法應該是，因為生銹而使人罹患疾病或老化。

「但是，將人類生病或老化和鐵生銹聯想在一起，未免太牽強了」……也許很多讀者會有這種不滿的想法。但是，這絕對不是牽強的作法。為什麼呢？因為鐵和我們的身體都是會氧化的。也就是說，會因氧而使狀態惡化……所以「生銹」是指金屬氧化，表面生銹，而本書將人類身體氧化的惡劣狀態，也以「生銹」來表現……「哦！氧會使人類生銹，這可是件大事啊！」的確不錯，這是一件大事。因為維持生存不可或缺的氧，卻會使我們人類的身體生銹。確實是令人感到困擾的話題。

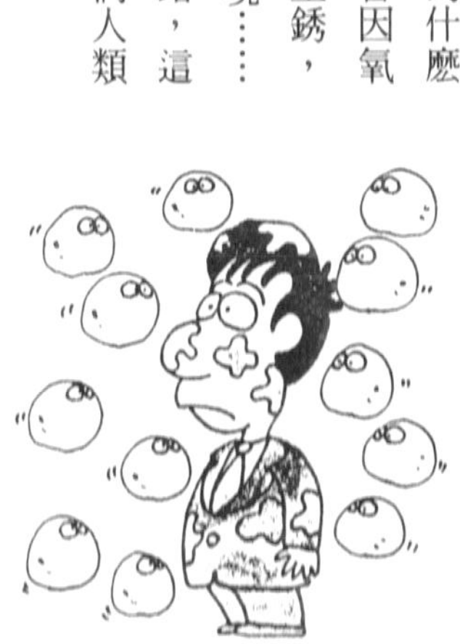

2 氧在人體內會搖身一變成為「壞蛋」

■氧本身不是壞蛋

「每天吸的氧會使自己的身體生銹……」。的確是令人感到困擾的說法。可以戒煙，但是卻不能夠戒氧吧！

「先前說『氧對身體不好』，但應該要怎麼辦才好呢？」也許各位讀者會感到很生氣。但是請安心，在本書稍後會為各位介紹預防法。

哎！你不要慌慌張張地翻頁哦！要好好地處理問題，首先必須要瞭解其本質。因此，首先一定要瞭解「人為什麼會因氧而生銹？」

最初希望各位知道的就是「氧絕對不是壞蛋」。如果沒有氧，不只我們人類，很多的生物都會從地球上消失。我們地球上的生物必須要感謝氧。

「怎麼搞的？這麼說來不是沒問題了嗎？」也許讀者會這麼想。錯了！事實上還是有問題。因為氧在我們體內會變成「壞蛋」。這個「壞蛋」就是使人類生銹的主謀者。

■氧分子構造偏差，搖身一變為「壞蛋」

進入人體內的氧，會搖身一變為毒性強烈的物質，也就是「壞蛋」的構造是什麼呢？

在此要稍微談到一些化學的話題。「聽到化學頭就痛！」請你不要這麼說，一定要好好地應付它。很簡單，很快就結束了。

氧的化學式是O_2。我們平常所說的氧是由兩個原子「O」結合而成的分子。

但是，原子是由正中央的原子核和在其周圍所圍繞的電子所構成的。當然，由原子的組合構成的分子也帶有電子。

希望各位瞭解到「O是電子處於非常不穩定狀態下的原子」……。但是，兩個O組合成的O_2的分子時，其電子就非常穩定了。

「啊，頭腦中一片混亂！」不要緊！不要緊！最重要的就是，只要電子成對就沒有問題啦！O是由很多電子圍繞的原子，幾乎所有的電子都是成對的。但是，O也會有不幸孤獨而出現一個電子。

這個孤獨的電子，一旦與另外一個孤獨的電子結合起來的話，孤獨的電子成對，則就會成為電子穩定的O_2。

但是，在人體內，電子穩定的O_2，經常會出現只有一個電子飛入的情形。成對的電子關係良好，但是加入一個新的孤獨電子之後，氧就變成與先前O_2完全不同，是電子非常不穩定的分子了。而這個偏差的O_2就是「壞蛋」的真面目。

除此之外，還有其他的「壞蛋」存在。總共有四種「壞蛋」會在人體內發生。而它們的共通點則是，不管哪一種都是「藉著電子的取捨，而具有與原先的O_2不同的電子構造。」

■「壞蛋」在體內造成生銹

氧進入體內以後，分子構造發生了偏差……，相信各位已經瞭解這一點了。

那麼偏差的氧為什麼會變成「壞蛋」呢？

答案就是，偏差的氧會在我們人體內散播毒素。這個毒素就是生銹。「壞蛋」使細胞生銹，而生銹的細胞成為「第二壞蛋」，開始腐蝕細胞和臟器。「第二壞蛋」並不是指四種「壞蛋」裡面的一種，是另外一種「壞蛋」，各位要瞭解這一點。

在此大家就會產生一個疑問了。也就是說「在大氣中對人類好的氧，為什麼在人體內會變成可怕的壞蛋呢？」關於這一點，以化學的說法來講，就是「為什麼在人體內孤獨的電子，會飛入電子穩定的O_2處呢？」

■人體內是最適合使氧成為「壞蛋」的場所

要回答這個問題，首先要介紹一下氧在人體內變成「壞蛋」的三種例子。

①食物變為熱量

負責從食物中製造熱量的是細胞中的線粒體器官。線粒體就好像是製造出熱量的引擎一樣。而相當於汽油的就是葡萄糖和脂肪。線粒體從葡萄糖和脂肪中取出電子交給氧，這時就發生了熱量。而得到電子的氧就會成為偏差氧，也就是成為「壞蛋」。

②食品添加物進入體內

食品添加物對人類身體有害。因此，食品添加物進入體內時，人類在無意識當中，在人體內就發生具有解毒作用的酵素。這個酵素分解食品添加物時，就會產生容易使氧變為「壞蛋」的狀況。

要因。

③壓力積存

現代的社會充滿強烈的壓力色彩。最麻煩的事情，則是壓力會成為讓氧變成「壞蛋」的要因。

我們人類在壓力積存時，就會分泌副腎荷爾蒙。這個荷爾蒙能夠對抗壓力。能使身心產生一種「不輸給壓力」的狀態。

也就是說，藉著對抗壓力荷爾蒙，使我們人類產生一種強烈緊張感。當這種緊張感昇華時，對人類而言就是一種毒。

於是，緩和緊張的胺氧化酶就會分解副腎荷爾蒙。在這個階段，就會形成容易使氧變成「壞蛋」的環境。

此外，容易使氧變成「壞蛋」的狀況，在我們的人體內也會發生一些。最糟糕的就是，這些狀況現在增加得比以往更多了。關於這一點，將在第二章詳細地為各位說明。

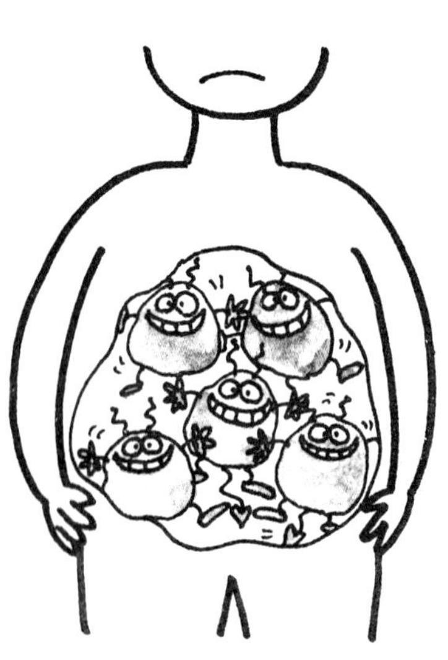

3 癌或成人病的原因是生銹

■癌的發生與「壞蛋」有關

在我們人體內，容易使氧搖身一變成「壞蛋」，相信各位已經瞭解這一點了。而這個「壞蛋」在人體內的暴動行為，就是會散播銹。據說有六十兆個人體細胞被銹污染。因此，我們說：「人類會生銹」是指以細胞程度而言的情形。

「壞蛋」使細胞生銹，而這個細胞成為「第二壞蛋」，就會腐蝕健全的細胞或臟器，而引起各種的疾病。其中之一，就是對人類而言最強烈的敵人——癌症。

癌是因為細胞分裂異常而引起的疾病。到目前為止，很多的醫師和學者拼命努力要瞭解異常的原因。而且提出了病毒說或者是化學物質說，但是都不具有說服力。現在認為「癌是『壞蛋』所造成的原因」，這種說法備受矚目。為各位簡單介紹一下其內容。

人類細胞反覆進行分裂。但是並不是無限制持續增殖。細胞的增加到達某種程度時，就會利用人體內天生具備的停止裝置，使細胞的增加停止。

這個裝置因為「壞蛋」的胡作非為而生銹，無法發揮正常機能時，使細胞不斷地增加，最後破壞組織與臟器而形成癌……。所以關於癌發生的「壞蛋」關係說，目前得到許多醫師和學者的支持。癌的大根源就是「壞蛋」。

■癌以外的成人病也是因為生銹而引起的

此外，腦中風、糖尿病，心肌梗塞、狹心症等，都是因為生銹而引起的成人病。我們人類罹患的疾病百分之九十都是因為生銹所引起。

像胃潰瘍、胃炎、白內障、痛風等疾病，事實上，根據最近的研究發現到，原因也是生銹。

總之，在人體內散播銹的「壞蛋」，再往上追溯的話，則氧可以說是萬病的根源。

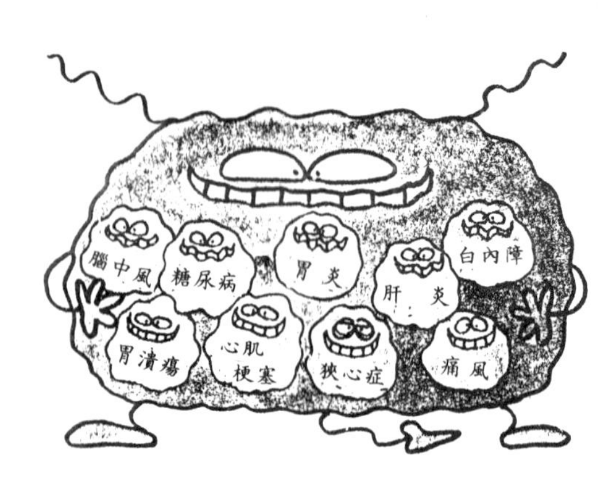

4 斑點和雀斑也是因為生銹而發生的

■斑點和雀斑是肌膚的生銹

曬太多紫外線，斑點和雀斑會增加……這是女性都知道的事情。

盛夏時穿著泳衣在海邊曬身體……。看起來好像是很健康的行為，但是根據皮膚科醫師的說法，絕對不推薦這種行為。女性希望保持年輕的話，絕對要避免曬身體，或者是面對著陽光走路。

當然不曬太陽會罹患佝僂病，適度的日光浴對日常生活是不可或缺的。但是因為臭氧層遭到破壞，紫外線增強，長時間曝露在陽光中非常地危險。不只是斑點和雀斑會發生，連皮膚癌都可能會發生。再美貌的女性或男性，都不可以長時間曝露在陽光中。

斑點和雀斑，可以說是直接看到的人類身體的生銹情形。當然不會像鐵銹一樣剝落。

「斑點和雀斑是生銹，那麼說斑點和雀斑也是那個「壞蛋」做的壞事囉？」……如果各位讀者這麼想的話，你們真是非常優秀。不只是斑點和雀斑，事實上，老化也是因為「壞蛋」所引起的。關於老化和生銹的關係，在第三章和第七章也會詳細為各位說明。

■紫外線使水分子變成「壞蛋」

那麼，斑點和雀斑的形成與「壞蛋」有什麼關係呢？

肌膚曬到紫外線時，表皮的水分子遭到破壞，嚴格地說起來，就是電子處於不穩定的狀態中。「電子不穩定就是說……」。是的，也就是即將搖身一變，成為「壞蛋」之前的階段。而水分子搖身一變成為「壞蛋」，在肌膚中散播銹……會變為「壞蛋」的，不只是氧（O_2）而已。使我們人類肌膚滋潤的水份（H_2O），在紫外線的照射下，也會搖身一變成為「壞蛋」。而為了遏止「壞蛋」的暴行，黑色素前來迎擊，兩者作戰的痕跡就是斑點和雀斑。

那麼，也許各位讀者會產生疑問：「如果不會形成斑點和雀斑，而壞蛋持續暴行，會變成何種情形呢？」如果這種黑色素不能夠與「壞蛋」作戰的話，則因為「壞蛋」而生銹的肌膚，就會變為「第二壞蛋」，大量破壞健康的肌膚。

況且，斑點和雀斑不只出現在肌膚，也會出現在心臟肌肉或腦的細胞中。

5　我們人類與橡皮管和炸油相同

■橡皮管的龜裂是肌膚的老化

斑點和雀斑會隨著年齡的增長而增加，這是衆所周知的事實。老年人的肌膚所形成的斑點稱為老人斑。在前節為各位敍述過的，心臟的肌肉和腦細胞也會出現斑點，而且會隨著年齡的增長，大量增加。

我再說一次，斑點和雀斑是肌膚上「壞蛋」與黑色素作戰的痕跡。舉個很好的例子，就是橡皮管。

新的橡皮管富有彈性，即使扭曲也不會變形，會恢復原先的形狀。但是使用一、兩年以後，表面氧化，形成龜裂，漸漸失去彈性，成為漏水或者是漏氣的原因。

人類的肌膚和橡皮管相同。年輕時具有張力，用手指按壓時也會立刻復原，但中年以後就辦不到了，失去彈性，斑點、雀斑和皺紋會增加。人類肌膚的斑點、雀斑，是因為氧化而造成的，而皺紋也是因為氧化所產生。因此，人類的斑點、雀斑、皺紋就好像是用舊的橡皮管之龜裂情形一樣。

另外一個很好的例子，就是炸油。老舊的炸油會發黑，釋發出惡臭，吃了以後會吃壞肚子。老舊炸油的不良狀態就是氧化，也就是「壞蛋」造成生銹的結果。

■人類和炸油都容易生銹

但是，我們人類的身體和炸油有非常類似之處。到底何者類似呢？也就是容易生銹。人類身體的細胞含有不飽和脂肪酸物質。不飽和脂肪酸是構成細胞的重要物質，但是容易氧化，也就是說容易生銹。就好像炸油會發黑一樣，隨著年齡的增長，人類的臉也容易發黑。

但是，我們人類和炸油的不同處就是經常需要氧。放入罐子裡的新鮮炸油不會生銹，不過人類如果放進罐子裡密封的話，就會窒息而死。所以我們人類的立場比炸油更弱。

在此，又產生疑問了。為什麼年輕人斑點和雀斑比較少，而老年人的比較多呢？這就是說「人類隨著年齡的增長，更容易生銹」。

換言之，年輕人具有強力的「防止生銹」威力。

6 中年以後，防止生銹的威力有降低傾向

■隨著年齡的增長，會老朽化的人類的防止生銹機能

我們的身體容易生銹，但是卻需要生銹的根源氧，的確是令人感到諷刺的宿命。人類的身體，事實上就好像鐵的不銹鋼加工一樣，能夠「防止生銹」。

那麼，這個「防止生銹」的物質到底是什麼呢？

主要是酵素、蛋白質、維他命。氧在體內變成「壞蛋」時，這些物質會單獨或者是結合在一起，擊退壞蛋。而這可以說是擊退「壞蛋」系統，具有非常優秀的完成度。

這個「防銹裝置」在體內發揮機能時，癌、成人病以及其他所有的疾病都不會出現。

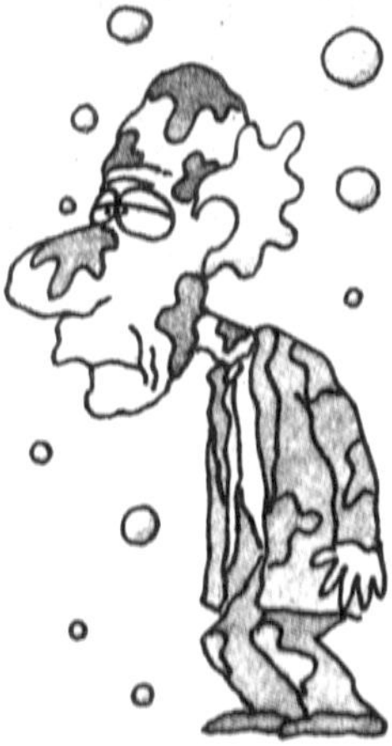

但是遺憾的是，我們人類天生具備的這種「防銹機能」，隨著年齡的增長會老朽化，而很難發揮機能。事實上的老化，就是指這個「防銹機能」的老朽化所引起的。

而「防銹機能」開始衰退的時期具有個人差異，不過大概都是從四十歲開始的。超過這個年齡以上的人，罹患癌或成人病的機率會提高，各位應該要瞭解這一點。

■藉著努力，彌補「防銹機能」減退的遺憾

那麼，「防銹機能」在中年以後，是否還能使它好好地發揮機能呢？

很遺憾的是不可能的。現代的醫學、科學辦不到這一點。但是，卻可以彌補「防銹機能」的老朽化。換言之，讓自己的身體不容易生銹，也就是說，不讓「壞蛋」在自己的體內增加，是可以辦到的事。

當然這是需要努力的。但是，只要努力就可以維持自己的健康，延遲老化的速度，所以一定要實行。看到本書最後，相信各位就可以瞭解努力的方法了。

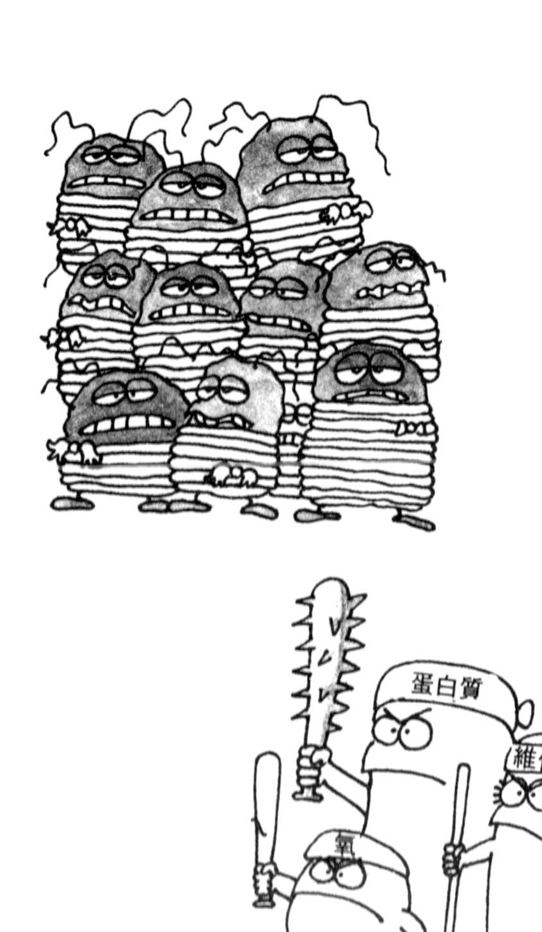
蛋白質
維他命
氧

COLUMN

★為什麼？

雖然年齡相同，但是有的人不會有斑點和雀斑，有的人卻有很多的斑點和雀斑（當然也有介於兩者之間的人）？相信各位讀者都已經瞭解這一點。平常的護理，會使肌膚的狀況產生很大的差距，不過，最大的理由則另有原因。

也許大家會立刻說：「是因為遺傳啊！」但是我想就「壞蛋」與「防止生銹」的力關係來說明。

在肌膚上發生「壞蛋」時，黑色素會迎頭痛擊，而留下斑點或雀斑，這在先前已經說明過了。但是，「防銹」力量強大的人，情形又如何呢？

如果不利用黑色素，而利用「防銹機能」擊退在肌膚上產生暴行的「壞蛋」，就不會形成斑點和雀斑。相反的，「防銹力量」減弱的人，就必須借助黑色素的力量了。這時斑點和雀斑就會大量增加。

此外，也有人認為斑點和雀斑的發生與遺傳有關，不過嚴格說起來，「防銹力」也因遺傳而形成個人差異。

第二章

警告！我們現在容易生銹

7 臭氧層遭到破壞使人類更容易生銹

■咦？壞蛋幫助人類！

在前章為各位敍述過，當紫外線與水分子（H_2O）發生衝突時，就會產生「壞蛋」。「是人類肌膚上發動暴行的『壞蛋』嗎？」的確沒錯！但是借助這個「壞蛋」的力量卻能幫助我們人類，這的確是令人感到諷刺的現實。

舉個代表的例子就是曬被子。被子的濕氣也就是水分子（H_2O），遇到太陽光的紫外線，就會產生「壞蛋」。而這個「壞蛋」能夠擊退潛藏在被子裡的霉菌或細菌……具有這種構造。

「紫外線」除了被子以外，也會在其他的地方使得「壞蛋」發生。在地球上各處發生的「壞蛋」，負責驅除各種細菌和霉菌。因此，假設在一整年中，整個天空都布滿烏雲的話，則地球上就會充滿細菌和霉菌。

我想應該有很多讀者會認為「『壞蛋』事實上是好傢伙嘛！」的確如此，「壞蛋」也會幫助我們人類。稍後會為各位詳細敍述，由氧（O_2）所發生的「壞蛋」中，有的也會在人體內做好事。

臭氧層會消失嗎？

在此，必須注意到的問題是，成為「壞蛋」根源之一的「紫外線」持續增加的事實。相信大家已經知道「壞蛋」對人類而言也會做好事。但是，人類的肌膚被「壞蛋」佔領，就會充滿銹，而形成斑點、雀斑，形成皮膚癌。

使「壞蛋」發生的紫外線，對我們人類而言是危險的光線。農家的人大部分都罹患皮膚癌，這個事實就證明了紫外線曬太多會成為自殺行為。

最可怕的是，這二、三年來，紫外線的量大量增加。汽車排放的廢氣、冷氣吐出的二氯二氟甲烷氣體、工廠使用的燃料所產生的二氧化碳（CO_2）……。這些都會使臭氧層大量遭到破壞。

臭氧層具有遮斷過多紫外線的作用。只讓殺菌所需量的「壞蛋」誕生的必要紫外線降臨到地球上，而且會將其殘留物反射掉，具有高超的技術。

但是，臭氧層卻因為世界的文明化，而大量遭到破壞。這的確是值得憂慮的事態。假設，在號稱十二億人口的中國，汽車一旦很普及的話，則龐大的排放廢氣，可能會使臭氧層消失。但是，我們卻不能要求中國「中止經濟發展！」光使我們過著方便的生活，卻讓開發中國家的人過著不便的生活，未免太過任性了。

所以環境污染問題非常地嚴重，而且是根深蒂固的問題。

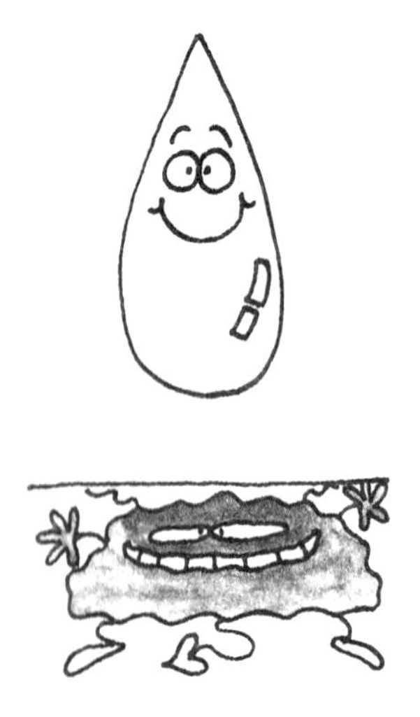

8 嚴重的大氣污染使人類生銹

■異位性皮膚炎是排放廢氣和煤煙所引起的現代病

汽車的排放廢氣和工廠煙囪冒出的煤煙，會使得「壞蛋」發生。前述的紫外線增加也是如此，排放廢氣和煤煙所造成的大氣污染，也是使得現代人容易生銹的要因。

排放廢氣和煤煙，以化學的方式來說就是氮氧化物。會使得我們體內產生大量的「壞蛋」。

最近，有很多人因為異位性皮膚炎而感到煩惱，這就是氮氧化物引起的大氣污染所造成的原因。其證明就是，設有石化工業的工業都市，以及汽車頻頻通過道路周邊大都市的居民，罹患異位性皮膚炎的比例比較高。

■氮氧化物的增加使肌膚生銹

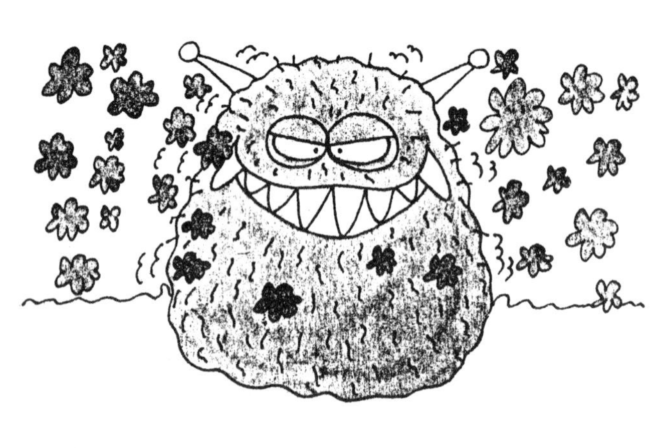

氮氧化物在人體內會產生大量的「壞蛋」。而這個「壞蛋」會使肌膚和體內的組織生銹，使得肌膚和細胞內發生「第二壞蛋」。

但是，肌膚表層部分（角質層）負責肌膚的保濕工作。這個角質層的保濕機能，會被「第二壞蛋」奪走。異位性皮膚炎的特徵就是，皮膚乾燥時，皮膚炎會惡化，也就是說「第二壞蛋」的暴動行為，使異位性皮膚炎更為嚴重，成為惡性循環。

最近，大人罹患異位性皮膚炎的患者增加了，這個事實，意味著「大人比兒童更容易長期受到大氣污染的危害」。

■便利的生活造成大氣污染

住在空氣清新場所的人，罹患異位性皮膚炎的機會非常低，這個事實，說明大氣污染對人體造成的危害極大。

的確，住在都市的人比起住在鄉下的人而言，具有很多的優點。但是，各位不要忘記，這是用我們人類的健康換來的。

9 照一次X光，會使你的壽命縮短幾天

■X光和原子彈一樣

基於健康管理的目的，定期照X光的讀者很多吧！但是，各位不要忘記，照X光會縮短我們的壽命！

根據某項調查，照胸部的X光會縮短一天半的壽命，照腹部透視會縮短一年半的壽命。

照X光就好像在身體附近，引爆了小的原子彈一樣。

人類一旦一次大量照射到放射線時，細胞核中的基因就會產生「壞蛋」。「壞蛋」會做

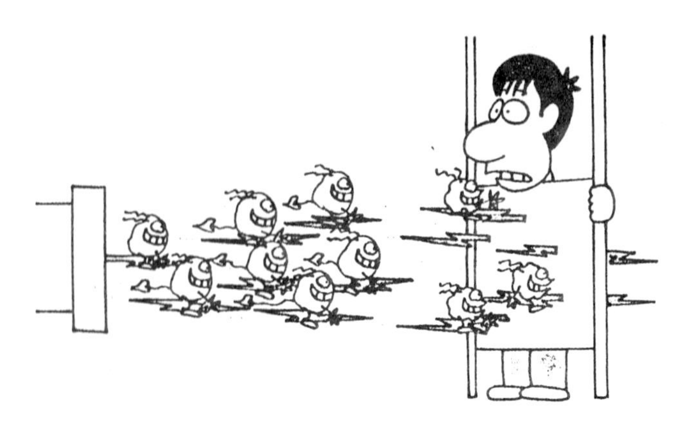

出使基因生銹的暴動行為。結果就會發生癌，使人類死亡。當然，照射X光時，我們人類暴露在放射線中的量非常少。因此，還不至於導致基因的破壞。但是卻會導致基因受損。所以，照X光仍然具有致癌的可能性。

■過去的事例證明照X光的可怕

所以，輕易地照X光檢查是非常危險的。雖然在公司或學校的定期檢診中，一定會照X光，但是不要在平常體調不好時，動不動就想要「照X光」。

這種行為應該要嚴格禁止的。必須抱持著覺悟之心，才能接受照X光的檢查。

發現X光的是慕尼黑大學教授，威爾赫如‧可納德‧蘭德根博士。這位博士也是第一屆諾貝爾物理學獎（一九〇一年）的得獎人。當然就是因為他發現了X光。

在十年後，用自己的身體證明X光方便性的年輕技師卻死亡了。此外，得到諾貝爾物理・化學獎的居理夫人和她的女兒以及女婿，都是X光的犧牲者。他們的壽命分別是五十七歲、五十九歲、五十八歲。有力的說法認為其死因是，在研究的階段中照了許多的X光所致。

10　食物污染更使人類生銹

■方便的飲食生活是由食品添加物所構成的

以方便為最優先考量，是現代人的生活模式。當然，飲食生活也加入了便利的價值觀。舉個代表例，就是便利商店的便當。二十四小時，不論到哪兒去，都可以看到便當擺在那兒，等待著我們消費者。這也就是「想吃的時候隨時可吃」的便利飲食生活的典型。

不只是便利商店的便當，我們日常生活中所吃到的一部分食品，都含有包括防腐劑在內的各種添加物。

那麼，完全沒有食品添加物的食品，能夠構成現代人的生活嗎？答案是「不」。

通常麵包店烤好的麵包，第二天就會變硬。但是我們想像中的麵包，放了三、四天都還是很軟。就是因為，裡面有食品添加物。因此，以麵包當成早餐的家庭，如果想要吃到「無添加物的麵包」，除了每天要起個大早，到麵包店去買剛烤好的麵包以外，根本吃不到柔軟的麵包。的確是非常麻煩。

此外，蔬菜也灑農藥，使用化學肥料防止害蟲。同時能夠促進蔬菜的迅速成長，供應所有的家庭。

光是嘴巴說：「吃對身體好的食物！」說起來簡單，但是要實行時，卻發現會對現代人的飲食生活，造成相當大的不便。各位讀者，你們要選擇便利還是安全呢？

■食品添加物分解時，會產生壞蛋

食品添加物是人工製造出來的化學物質，對我們的身體而言，是非法侵入者。當體內侵入這些食品添加物時，就會有細胞色素P四五〇藥物代謝酶，來擊退食品添加物。具體而言，在分解其化學組成時，也會產生「壞蛋」。

食品添加物一旦大量進入體內時，當然會使「壞蛋」增加。在食品污染非常顯著的現在，我們人類更容易生銹了。

11　現代社會的危險環境

■便利生活的背面，出現電磁波公害

微波爐、冰箱、洗衣機、電視、CD音響、答錄機、FAX、個人電腦、電視遊樂器……。現代人的生活，可以說是由這些家電製品來支撐的。追求方便、舒適、快樂的結果，在現代人的周圍，可以說是有堆積如山的家電製品。

家電製品放射出來的電磁波，在人體內會產生有害毒素。

「紫外線增加或大氣污染、食品添加物的話題，聽到之後都讓人覺得很討厭了，怎麼還有這麼多……」也許各位讀者會覺得很厭煩。但是，遺憾的是果真還有。各位要確認，現代

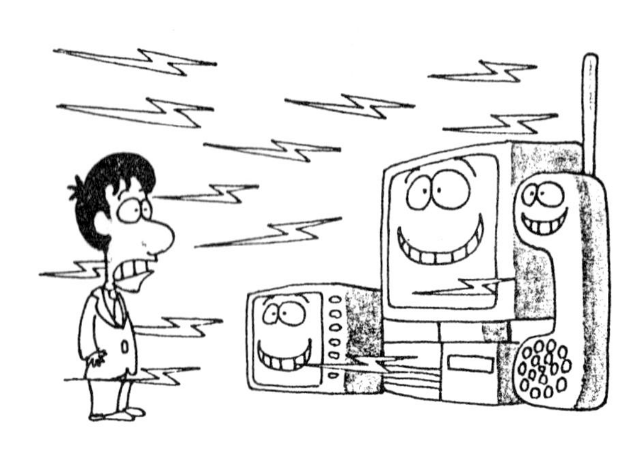

人是生活在非常危險的環境中。

■電波會產生壞蛋嗎!?

電波會有害……。在美國，最近這個說法備受矚目。

電磁波以周波數來區分，大致可分為γ射線、X光、電波、光等等。其中，γ射線和X光對人體有害，這是大家都知道的事實。關於電波方面，其能量非常弱，因此，被視為是無害的。

但是，隨著辦公室OA化的加速，現在認為電波對人類身體有害的說法開始抬頭了。具體而言，攜帶型電話的電波會成為癌的原因。這已經經過動物實驗，得到某種程度的證明，不過還沒有發表正式的學說。

我們不能夠斷言「電波不會使人的身體產生癌」。

電波和紫外線同樣都會分解水分（H_2O），具有使「壞蛋」發生的可能性。此外，在「壞蛋」發生暴動時，一旦照射到電磁波，就會形成強烈暴動。

附帶一提，家電製品中最危險的就是微波爐。在使用微波爐時，在加熱終了之前，盡可能要站在較遠的地方。

12　壓力的社會到來，「壞蛋」最高興

無法去除壓力的現代人生活

原本過著與壓力無緣的生活……。我們現代人的生活，可說是處於即使壓力積存也習以為常的狀況中。從每天的通勤地獄到公司以後，因為人際關係而感到煩惱，與客戶之間的問題使人勞心勞力。ＯＡ機器的操作，所造成的科技壓力的程度也不斷地增加……。工作等於儲存壓力……的確是十分符合現代人的說法。

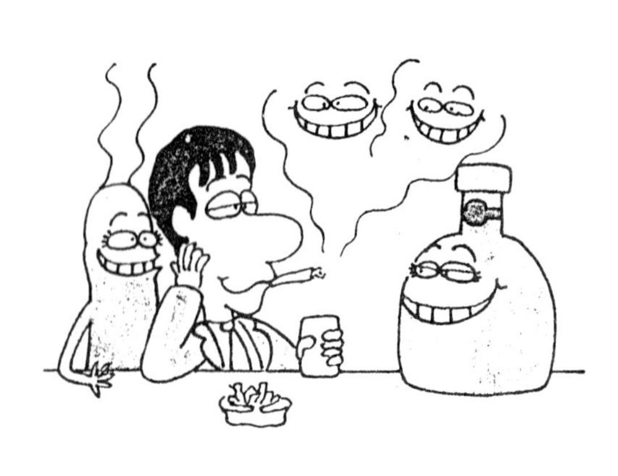

先前已經說過，壓力在我們體內會使得「壞蛋」發生，而現代人的壓力消除法，卻也是製造「壞蛋」的原因。

■酒導致飲食的紊亂，吸煙使得人類身體生銹

煙和酒……對現代人而言，可說是最方便的壓力消除法，但是，這兩者都會使得「壞蛋」在人體內增加。

首先就是酒，事實上，這是造成營養偏差的食品。具體而言，只有熱量非常地高，幾乎沒有蛋白質、醣類和脂質等。

喜歡喝酒的人認為「今天喝太多酒，所以不需要吃東西了」……就有這種想法。但是，持續這種不規

律的飲食生活，人類身體所需要的蛋白質、維他命類等營養會缺乏。蛋白質和維他命類等缺乏，人體內就容易發生「壞蛋」，也就是說身體容易生銹。

其次，就是「百害而無一利」的煙。香煙的煙堪稱是「壞蛋」的集團。因此，吸煙可以說是特地將「壞蛋」攝取到體內。

工作告一段落，抽一根煙……。對於愛抽煙的人而言，這是使人能夠放鬆的一瞬間。但是，只享受瞬間的快樂，換來的卻是本人身體中不斷地生銹。而即使在周圍有不吸煙的人，也會被迫吸入「壞蛋」。

13　喝酒決不是好事

■對肝臟而言，乙醇是一大迷惑

「酒是百藥之長」……。關於酒有這樣的讚美話語。但現在的說法則是「事實上，喝酒

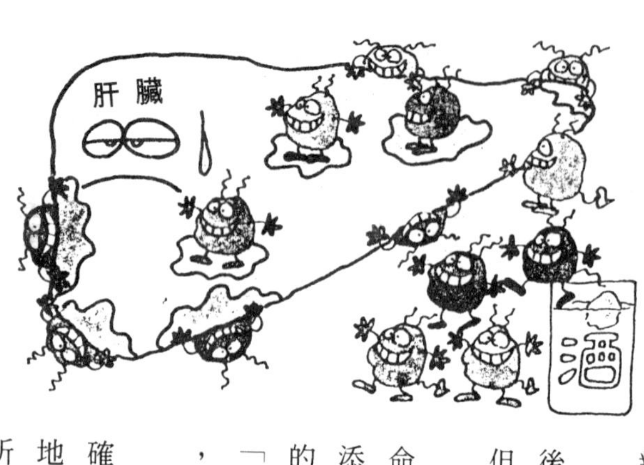

對身體一點也不好」。

喝酒會將乙醇流入體內。乙醇會被腸立刻吸收，可是吸收後就會造成問題。酒精和其他的物質一樣，是由腸送到肝臟，但在體內卻是無法使用的麻煩物質。

對肝臟而言，乙醇真是一個令它感到迷惑的東西。肝臟拼命進行解毒行為，而其主角就是細胞色素酶P四五〇。在食品添加物的項目中已經為各位說明過了，這種物質會成為「壞蛋」的根源。細胞色素酶P四五〇搖身一變成為「壞蛋」時，這個「壞蛋」會讓乙醇生銹，而生銹的乙醇又會成為另一個「壞蛋」，在肝臟中形成大暴動，而引發肝炎。

據說飲酒對於消除壓力和預防動脈硬化而很好的事情。的確，酒具有這種積極的作用，這是無庸置疑的事實。但是在背地裡，肝臟卻被這個「壞蛋」損傷，這是必須要重視的事實。所以各位一定要改變你的想法，瞭解到「酒對身體不好」。

第三章

探討老化與生銹關係

14 究竟何謂老化？

■任何人都無可避免的老化

人類永遠的夢想之一就是長生不老。女性希望保持年輕美麗的體態及沒有皺紋的肌膚。雖說男性不像女性那麼在意容貌，可是隨著年齡的增長，希望變得年輕，相信這一點與女性是相同的。

各位讀者對於老化的定義是什麼呢？

可能就是，視茫茫、髮蒼蒼、齒牙動搖、耳朵重聽、肌膚鬆弛充滿皺紋、關節僵硬伴隨著疼痛……將這些身體的惡化情形當成是一種老化的現象吧！的確，老化就是我們的身體隨著年齡增長而不斷惡化的意思。但是，並不包括疾病所引起的惡化在內。

其次，為各位列舉老化的定義，就是大家都不可能避免的現象。「隨著年齡的增長會衰老，是理所當然的事情」，大家都會這麼認為。因此沒有人敢說：「只有我不會老化」。這可以說是人類對老化的觀念。

此外，老化的進行非常緩慢。不會像浦島太郎一樣，打開寶箱就突然變成老爺爺的。而且，一旦老化之後，就不可能再恢復到年輕，這也是老化的特徵。同時不可以忘記，在老化的延長線上存在著死亡。

■氧的消耗量與壽命的長短有關

那麼，我們就來探討一下人類的壽命吧！

大家都知道，日本是世界上少數的長壽國之一。但是，在外國有幾位百歲以上的老人仍然活著，也有一些長壽村存在。而這些長壽村（在那兒生活的人）的共通點有以下幾點：

那就是，①不會過剩攝取脂肪及動物性蛋白質。②住在山岳地帶，氧比較稀薄……這兩點。前者是攝取較多的蔬菜，而後者就是我們必須要注意到的一點。

也就是說，住在長壽村的人，並不會將大量的氧吸收到體內。這個事實就證明了「氧的消耗量與我們人類壽命的長短有關」。氧是在人類身體裡面散播銹的「壞蛋」的根源。所以也可以說「老化的原因是生銹」。

供各位做一個參考，日本的百歲以上的老人具有以下的共通點：

①父母兄弟大都是長壽者。
②過著規律正常的生活，很勤勞。
③有不拘小節的性格。
④喜歡吃蔬菜，不會攝取太多的魚或肉。
⑤喜歡吃較淡的口味，避免大吃大喝。

15 氧的消耗量決定人類的壽命

■慢跑一點也不健康嗎？

有一位叫做吉姆・菲克斯的美國人，他是慢跑的創始者。吉姆確信「慢跑是能夠維持健康的運動」，因此極力主張慢跑的魅力，自己每天早上也享受慢跑之樂。但是，他卻在慢跑時倒下，就這樣離開了這個世界，享年五十二歲，非常的年輕。此外，日本醫科大學的權威金子仁也在慢跑中死亡，享年六十二歲。

由以上事實可以證明「慢跑，不，應該說是運動，對身體並不是好東西」。所以，一般大衆認為有氧運動或爵士舞是健康的運動，但是其實這也和慢跑一樣，不見得「對身體而言全都是好的運動」。

「運動對身體不好嗎？……」這的確是駭人聽聞的說法。

■氧攝取過多時，會使「壞蛋」在體內增加

「要維持健康，運動是最好的方法」這個神話已經開始毀滅了。當然，適度的運動對人類而言是必要的。與其慢跑還不如做比較輕鬆的運動。例如，快步急走。散步時採用快步急走的方式，可以說是對身体最好的運動。

在前章中為各位介紹過：①氧在我們體內會搖身一變為「壞蛋」，使細胞生銹。②氧本身並不會對人類造成危害……這兩點。

在此請各位想一想。「壞蛋」如果沒有氧存在的話，就不會誕生。而我們人類越是消耗

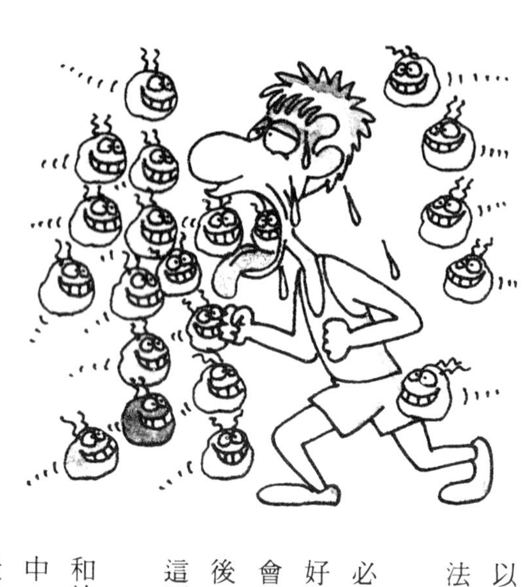

大量的氧，就越會使體內產生很多的「壞蛋」。所以過度劇烈運動對身體不好，這的確是有意義的說法。

如果運動累到「哈—哈—」不停地喘氣，當然必須要將大量的氧吸入體內。換言之，也是已經做好了讓「壞蛋」在體內增加的準備。因此，如果做會導致呼吸困難的運動，無疑是自殺行為。中年以後，也就是「防銹機能」減退年齡層的人，更符合這項說法。

在潮水流動緩慢的近海中，悠閒地游泳的鰺魚和沙丁魚等能夠長生，相反的，在太平洋中央激流中，快速游泳的鮪魚較為短命。這也是與氧的消耗量有關的事例。

16　瞭解老化的構造

■各種的老化說

「為什麼會老化呢？」關於這個問題有一些說法，代表性的有以下三種：

①基因說

認為基因支配人類老化的說法，嚴格說起來分為A基因錯誤說、B遺傳程式說……等兩種。

關於前者，就是說基因在傳達遺傳資料時如果出錯的話，就會被加以修復的機能。但是修復機能會隨著年齡的增長而減退，沒有辦法修復錯誤，其延長線上就存在著老化或死亡。

另外一個後者則是指，在基因中已經輸入了老化的程式。

②內分泌，免疫力減退說

隨著年齡的增長，腦下垂體和副腎皮質等荷爾蒙的分泌能力減退，對於各種疾病的免疫力也會減退。而這就是老化或疾病的原因。

③複合要因說

老化或死亡，是由內在、外在各種負面要因（問題或意外）複合、糾纏在一起所產生的。這可以說是和基因說對立的說法。

■生銹是老化的原因

以上三種說法何者正確呢？到底話題要朝著哪一個方向前進呢？每一種說法都有它的弱點，都不能算是正確的。反過來說，三種說法大部分都具有說服力，把它們全都混合在一起，就能夠以學說的方式，來說明老化或死亡的構造了。

另外一個相當有力的說法也存在著。這個說法，就是本書先前為各位介紹的「壞蛋」，是人類老化和死亡原因的「壞蛋」說。

氧（O_2）在身體內會搖身一變為「壞蛋」，這個「壞蛋」會在基因或細胞內散播銹，而引起老化或死亡，這就是「壞蛋」說。

這個說法相當具有說服力，相信看到這裡的讀者已經相當瞭解這一點了。在前章曾經說過，我們人類在中年以後的「防銹機能」減退，而這也可以證明這個「壞蛋」關係說。

此外，先前敍述過，在外國的幾個長壽村中，因為是山岳地帶，所以氧比較稀薄的共通點。這也證明了，以氧為前身的「壞蛋」和老化及死亡有直接的關係。

17　防銹能力越強的人，越能長生

■發揮強力防銹效果的ＳＯＤ

在第一章中，我們說過人類天生具有「防銹機能」，而這個「防銹」的老朽化，會成為老化的關鍵。這也可以說，「防銹能力」越高的話，人類就越能長生……。

我再說一次，我們人類的「防銹」的系統主要是由酵素、蛋白質、維他命組成隊伍而成立的。其中的酵素在我們的體內約有三千種。其中有一種稱為ＳＯＤ（超氧化歧化酶）的酵素，能夠發揮「防銹」，也就是擊退「壞蛋」的超強威力。

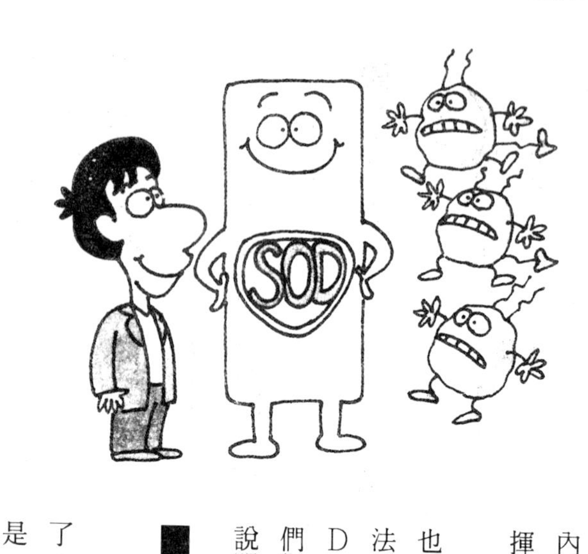

ＳＯＤ不僅存在人類體內，也存在其他動物的體內。在細胞內製造出來，當「壞蛋」發生時，能夠發揮良好的作用，立刻將其擊退。

ＳＯＤ在體內的生產量較多，增加運動量較少。也就是說，氧的消耗量較少的動物就能長生，這種說法目前已經備受矚目了。在體內能夠製造大量的ＳＯＤ，不做無用的運動，使人類能夠長生……這就是我們得到的結論。關於ＳＯＤ會在第六章中詳細為各位說明。

■值得依賴的ＳＯＤ非常短命

運動過度對身體不好，在先前已經敍述過好幾次了。所以想要長生的話，就要嚴禁過多的運動……這是一定要嚴守的原則。

談到SOD，雖然可以在體內製造出來，可是它的缺點是只能夠存在極短的時間。但是，包括人類在內的動物實在是非常地精巧，運動量多的時候，就會提升SOD的生產量，具備很好的控制力。

但是，也有一定的限度。最理想的方式就是，以人工的方式製造出SOD，投與到人體內。關於這一點，在第六章為各位說明。總之，老化就是氧，也就是「壞蛋」散播銹而引起的……這一點，也希望各位一定要瞭解。

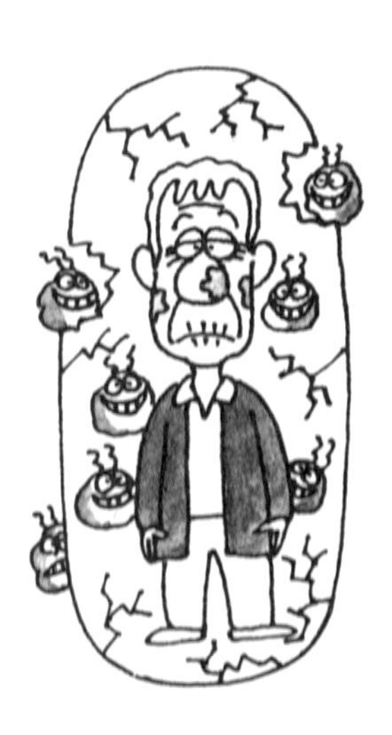

COLUMN

夏天是女性非常注意化妝的季節。而現在非常活躍的就是保護肌膚，防止紫外線的防曬劑。

其構造是①使紫外線散亂。②吸收紫外線……，具有這兩種作用。能夠發揮前者作用的是二氧化鈦、氧化鋅、滑石粉、白陶土等。塗抹在肌膚上，能夠反射紫外線。而負責後者任務的則是對氨基苯甲酸、硫酸奎寧等。

問題在於「這些防曬劑到底能夠產生多少效果？」

使用鼷鼠做實驗的結果，發現的確具有保護效果，但是，只可以當成基礎化妝品使用。然而，是否真的是很好的紫外線對策呢？答案是不。

「極力避免直射日光」……這才是隨時保持美肌最有效的方法。極端地說起來，對於維持美貌為最優先考量，具有這種人生觀的女性而言，白天睡覺，晚上活動的生活形態是比較理想的。像特種營業的女性大都是美人，可能也與此有關吧！

第四章

瞭解活性氣

18 人類會生銹是因為有活性氧

■活性氧散播銹

看過一到三章的讀者們，一定都能夠瞭解到「人類會生銹」。第四章以後，我們要進一步來探討「人類會生銹」的問題。雖然使用的是專門用語，但是不要擔心，因為大家已經具備了基礎的知識，相信繼續看下去一定不會覺得困難。

就從先前一直被視為是「壞蛋」的氧開始說明吧！

「壞蛋」正式的名稱應該是活性氧。各位讀者看到「活性」這兩個字的想像，認為是「有元氣」、「朝氣蓬勃」，會有積極的想法。但是，這是誤解。所謂活性是指「富於反應性」的意思。換言之，就是會「使人類生銹」。所以各位一定要瞭解到「活性氧是會使人類生銹的氧」……。

說出來供各位參考一下，關於活性氧的研究開始，是在一九五〇年代。是由美國生化主

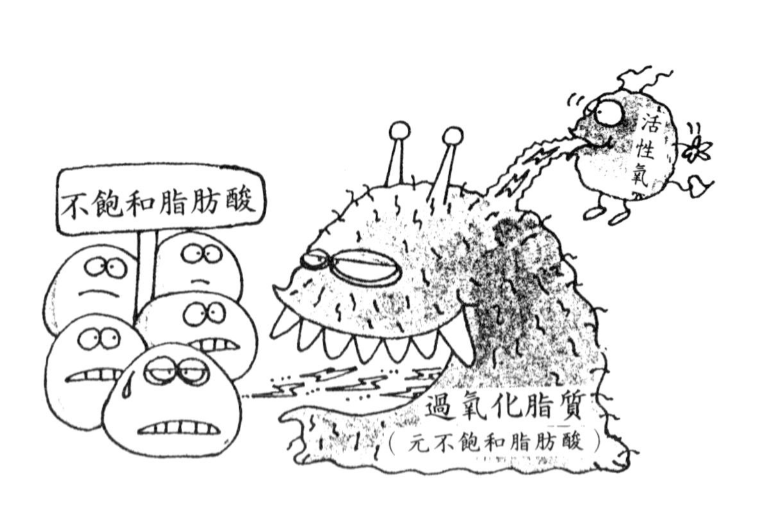

任教授，夫里德比希等人著手進行的。後來他的弟子馬科德，經由實驗證明SOD能夠除去活性氧的事實，並加以發表出來。

對身體有害的過氧化脂質

在一到三章中，除了「壞蛋」以外，還一直提到「第二壞蛋」。正式名稱是過氧化脂質，絕對不是「第二活性氧」，大家一定要注意到一點。過氧化脂質是在活性氧和與人類的脂質反應時發生的物質。

過氧化脂質的特徵是不會排出體外。在人體內一直殘留的過氧化脂質，會慢慢地滲透到細胞及內臟，進行蠶食鯨吞的陰險暴力行為。因此說起來，直接危害人類的並不是活性氧，而是過氧化脂質。

在此，使用「生銹」的字眼來整理敘述的話，則是活性氧將「銹」吹向細胞，卻使得脂質「生銹」，而「生銹」的不飽和脂肪酸成為過氧化脂質，使得體內的細胞及臟器受損……就是這麼回事。

19 容易生銹的不飽和脂肪酸

■人類的細胞膜需要不飽和脂肪酸

在前節中為各位敍述過，活性氧吹入脂質，會造成過氧化脂質。在此詳細說明一下脂質。

脂質是覆蓋在人類細胞的細胞膜的主要原料。脂質分為飽和脂肪酸與不飽和脂肪酸兩種。飽和脂肪酸在牛、豬、雞等動物性脂肪中含量較多。像奶油等，在常溫下會成為固體，就

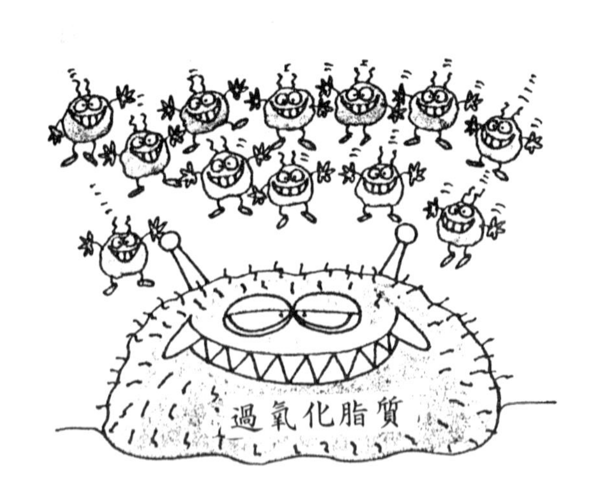

是一大特徵。而另外一方面，不飽和脂肪酸含量較多的物質是植物性脂肪和魚的脂肪。在常溫下維持液體的狀態。像炸油就是代表例。

在此大家較容易注意到的就是，「飽和」與「不飽和」的不同。

以化學的方式來說，碳經由雙重結合連結而成的脂質，就是不飽和脂肪酸。而這個雙重結合的部分有活性氧結合，也就是說，活性氧較容易進入不飽和脂肪酸中。而另外一方面，活性氧卻不會進入飽和脂肪酸中。更簡單地說，氧化，也就是容易生銹的爲不飽和脂肪酸。

而人類細胞膜混合飽和脂肪酸與不飽和脂肪酸。其理由是為了保持膜的適當硬度。要藉著容易凝固的飽和脂肪酸與不容易凝固的不飽和脂肪酸，來保持適當的平衡。

■不飽和脂肪酸的氧化不斷擴展

人類的細胞膜含有不飽和脂肪酸，相信各位已經瞭解到這一點了。我再說一次，不飽和脂肪酸是非常容易生銹的脂質。因此，對活性氧而言，是非常好的餌食。

以電子的立場來說明的話，則電子非常不穩定的活性氧，為了尋求穩定，從不飽和脂肪酸中奪走電子。電子不足的不飽和脂肪酸又成為加害者（過氧化脂質），從周圍的不飽和脂肪酸那兒奪走電子，尋求穩定。而這種惡性循環會使得被害的程度擴大。所以絕對不能夠安心地認為「人類的細胞有六十兆個，所以不要緊！」

20 四種活性氧

■電子方面有問題的氧分子

事實上，活性氧有：①超氧游離基、②過氧化氫、③單線氧、④氫氧游離基……四種。這四種總括稱為「活性氧」。在此探討各自發生的構造，來詳細說明四種活性氧。但是，在此之前為了讓各位能夠順利瞭解，首先要說明一下氧的分子構造。

氧（O_2）是由兩個氧原子（O）所構成的，氧原子的中心有原子核，周圍有八個電子圍繞。（參照圖1）

在此請注意電子的軌道。這裡的規則是「兩個電子形成穩定狀態」。在第一章中為各位敘述的「電子只要成對

■圖1

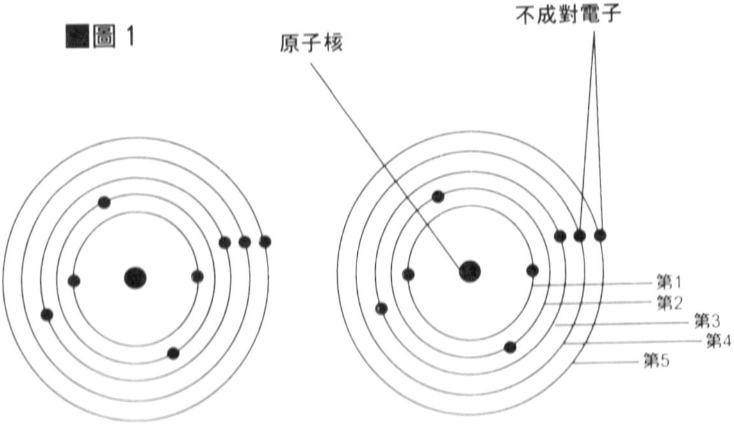

就能夠穩定」，理由就在於此。而在第一到第三軌道各有兩個電子。但是，在第四、五軌道只有一個電子。因此，意味著第四、第五軌道的電子不穩定。

氧是分子，而一個電子出現不穩定狀態，也就是第四、第五軌道，已經存在著不穩定的氧原子，這時會怎麼樣呢?在各自的第五軌道圍繞的電子，就會組合成對，尋求穩定。(參照圖2)第五軌道形成8字狀態。

■第四軌道是氧分子的跟腱(阿基里斯腱)

這時剩下的就是第四軌道。而第四軌道存在著並沒有成對的電子。電子為了尋求穩定，會不斷地找尋獵物(電子)。因此，氧採取的是:①一邊的氧原子第四軌道，由外部吸收一個電子。②兩邊的氧原子的第四軌道，由外部各吸收一個電子。③一邊的氧原子的第四軌道，有另一邊氧原子第四軌道的電子進入。④氧分子的分裂，在氧原子的第五軌道各進入一個電子(氫)……等四種行動模式。

其中①所產生的就是超氧游離基。同樣的，②形成過氧化氫。③形成單線氧。④形成氫氧游離基。

■圖 2

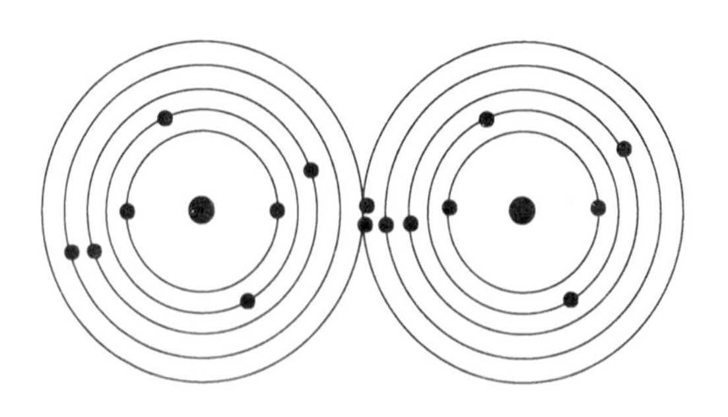

■圖 3

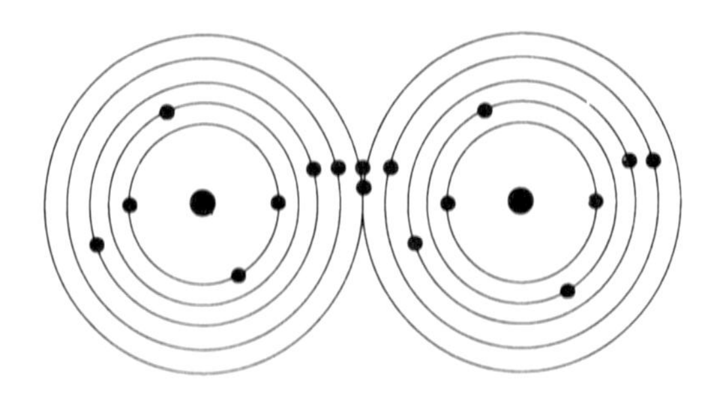

■性格不同的四種活性氧

接下來，詳細為各位說明四種活性氧。

①超氧游離基

這是最普遍的活性氧。在人體內會大量發生的就是這種超氧游離基。線粒體負責將食物轉換為熱量，線粒體在製造熱量的時候會放出一個電子。而奪走電子的氧，也就是電子產生偏差的氧，就會成為超氧游離基。

稍微岔開話題，在此說明一下「游離基」。所謂游離基即指帶有不對電子的意思。

再回到原先的話題。超氧游離基在構造上是兩個氧原子（O）中的一個的第四軌道，有來自外部的一個電子飛入（參照圖3）。性格如何呢？非常地凶暴。會在細胞內散播銹。

最麻煩的就是，超氧游離基在食物轉換為熱量時，一定會發生，因此「二十四小時隨時存在於體內」。這實在是令人感到困擾的事情。

②過氧化氫

過氧化氫是構成氧分子的兩個氧原子的第四軌道，各有一個電子飛入（參照圖4）。因

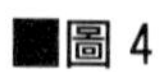

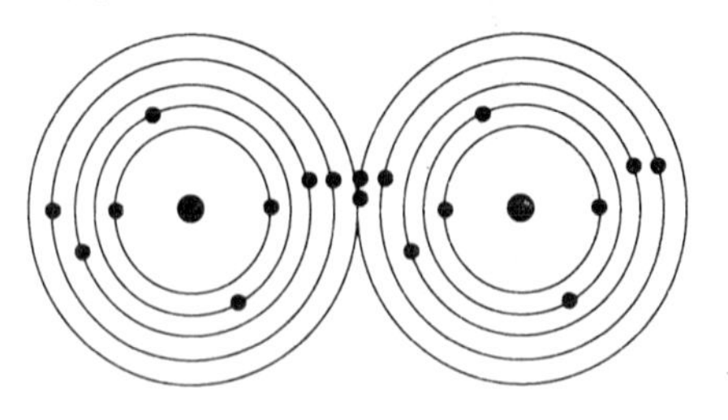

■圖 5

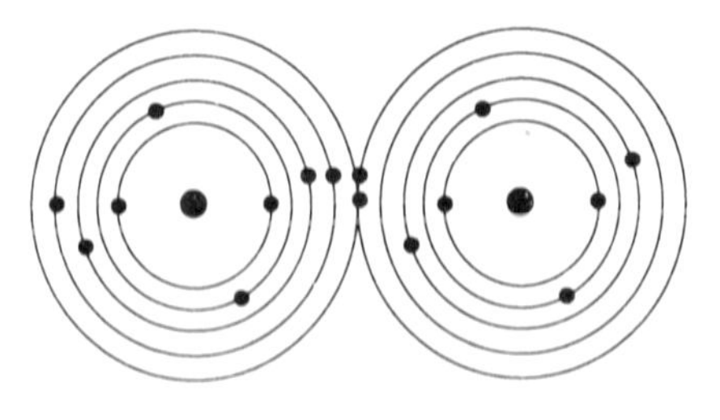

■圖 6

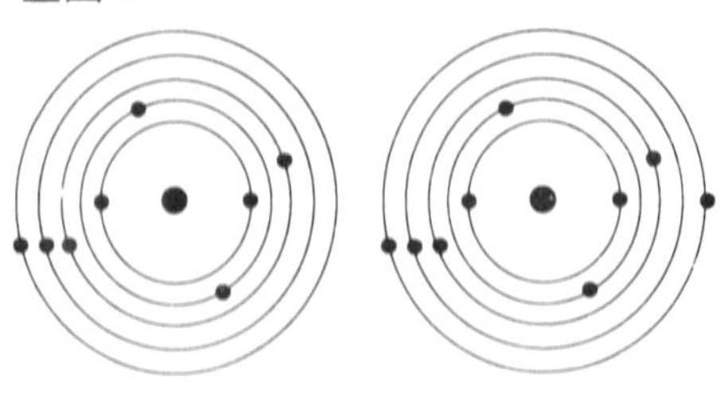

此，並沒有不對電子。並不是游離基。但是，因為一些小小關鍵，就會使不對電子登場，因為具有不穩定的性質，所以也納入活性氧的行列中。

各位讀者是否知道，一種叫雙氧水的殺菌劑？在受傷時，淋在傷口上的就是雙氧水。雙氧水是過氧化氫和水混合而成的，也就是由過氧化氫所製造出來的。

雙氧水的用途是殺菌，在此簡單說明一下，會產生泡沫的構造。

過氧化氫的化學分子式是H_2O_2。這個H_2O（水）在穩定狀態時多了一個O，就會形成過氧化氫。而多的O與細菌所具有的O產生反應的同時，就會發生泡沫，這時就會殺死細菌。

過氧化氫在體內頻頻製造出來。過氧化氫與人類細胞中的鐵和銅離子等結合，就會搖身一變成為稱為單線氧的可怕活性氧。

③單線氧

兩個氧原子當中，任何一邊的第四軌道，有另一邊的一個不對電子飛入，也就是說，有一個第四軌道空出來（參照圖5）。這是具有強烈氧化力的活性氧。

單線氧的特徵是，當紫外線等照射到皮膚時，會在肌膚和體內發生單線氧。包括皮膚癌在內，也會成為各種癌的原因，是非常壞的活性氧。

④氫氧游離基

以構造上而言，是製造氧分子的兩個氧原子分離，在各自的第五軌道，有一個電子飛入的活性氧（參照圖6）。在過氧化氫和金屬離子反應時就會發生。

這個氫氧游離基是氧化力最強的活性氧。同時，成為癌症或各種成人病、老化關鍵的比例也最高。不過存在時間只有百萬分之一秒而已，非常短暫。

21　具有雙重性格的活性氧

■擊退細菌和病毒的活性氧

現在一般人認為，活性氧是諸惡的根源。但是，如果沒有活性氧的存在，我們人類也會產生困擾，這也是事實。在第二章詳細為各位介紹活性氧，能夠擊潰細菌或霉菌。在其他各方面，活性氧也能夠幫助人類。

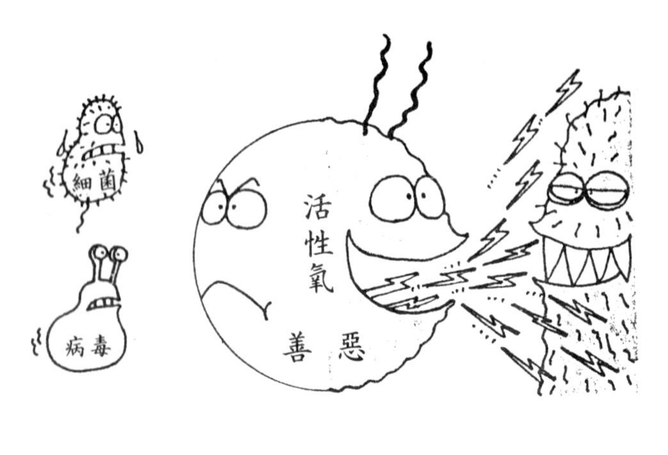

在人體內，細菌或病毒侵入的例子很多。如果放任不管的話，在體內就會有大量的細菌、病毒繁殖，使我們蒙受很大的損害。

這時，就輪到活性氧出場了。它負責擊潰細菌和病毒的工作。經常有人說：「白血球擊潰細菌」，不過嚴格說起來，是由白血球所製造的活性氧，使得細菌和病毒死亡。

我們能夠每天平安無事地生活，都是依賴活性氧之賜。

■白血球會產生過多的活性氧

但是，同時也會發生令人感到困擾的事情。也就是說，白血球在擊退細菌時，為了以防萬一，所以會對細菌或病毒吹入大量的活性氧。

所謂大量就是指活性氧太多的意思。而太多的活性氧除了原本的使命之外，也會將銹散播在健康的細胞中。因為細胞生銹而形成的疾病，佔人體的百分之九十。

但是先前敍述過，如果沒有活性氧的話，我們人體內會充滿細菌和病毒。一旦缺乏活性氧時，細菌和病毒就會在體內產生暴動的疾病，就是慢性肉芽瘤症。

如上所述，活性氧對於人體而言是必要的物質，在體內增加過多時，會產生可怕的害處。活性氧具有雙重性格。看到此處，各位讀者是否成為活性氧迷呢？

22 農藥或抗癌劑也是活性氧的發生源

■除草劑也是活性氧

紫外線、放射線、排放的廢氣、工廠冒出的黑煙、食品添加物、壓力……這些都是活性氧的發生源，在先前已經敍述過了。此外，像除草劑等的農藥或殺蟲劑，也是活性氧的發生源。

過去好幾次在大衆傳播媒體中登場的帕拉可特，一旦噴灑在生長茂密的雜草上，雜草全部都會枯萎，是非常強力的除草劑。一言以蔽之，其構造就是基因的破壞。四種活性氧當中的氫氧游離基，會破壞草細胞核中的基因。

但是，帕拉可特卻常被人類用來自殺或他殺。如果服用的話，肺的基因會遭到破壞，陷入呼吸困難的狀態中，百分之百會死亡。

■抗癌劑也是活性氧的發生源

那麼，只要不內服帕拉可特不就不要緊了嗎？並不是如此的，使用帕拉可特進行除草作業的人，因為呼吸，而會確實吸入少量的除草劑。因此成致癌的原因。

此外，近年帕拉可特灑在高爾夫球場上，也帶來了很大的問題。因為，一下雨就會流入田園或河川中，也算是殺人的行為。

殺蟲劑和帕拉可特同樣的，會由氫氧游離基破壞害蟲的基因，而將其殺死。在噴灑時，人類一定會少量吸入殺蟲劑。所以噴灑次數越多，殺蟲劑就會蓄積在體內，成為致癌的關鍵。

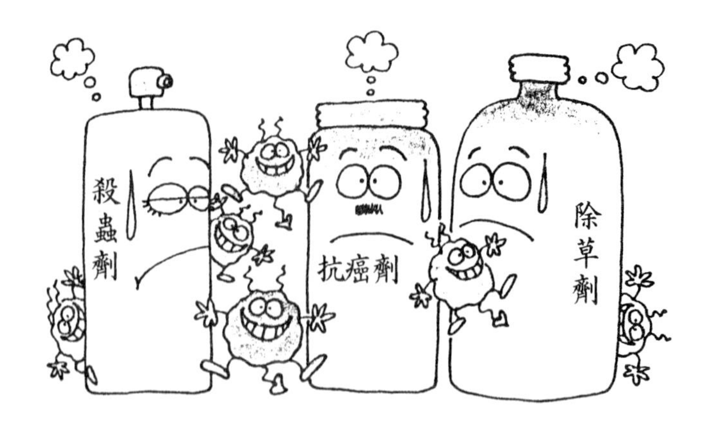

此外，腐草黴素或氨茴環素系列的抗癌劑在體內的話，也會發生活性氧。

這些抗癌劑是為了要殺死癌細胞，但是，同時也會製造出新的癌細胞，實在是令人感覺到困擾的弱點。即使使用抗癌劑，但是真正能夠生還的患者卻非常少，理由就在於此。

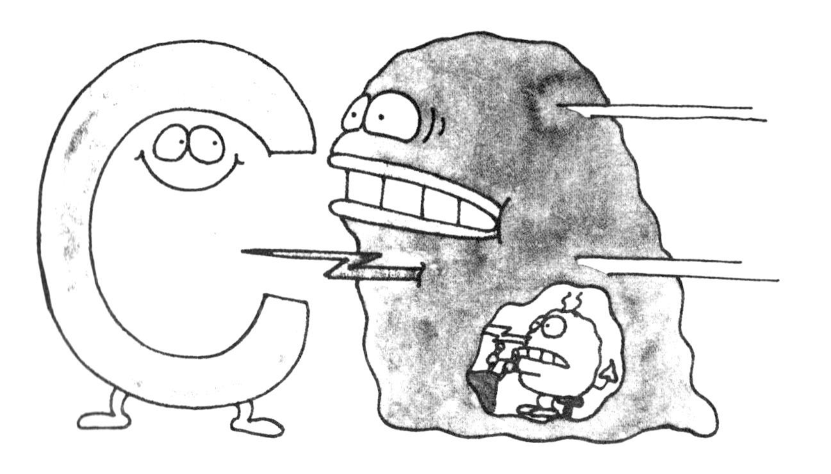

第五章

各種疾病與活性氧的關係

23 活性氧是所有疾病的元凶

■與活性氧有關的疾病很多

以活性氧為引發關鍵的疾病，佔整體的百分之九十。在此以成人病為主，來探討「活性氧和各種疾病的發生有何關係？」

◆腦中風

佔國人死因上位的是腦中風和心肌梗塞。兩者的原因都是因為動脈硬化。

在血液中有脂蛋白，這種物質負責搬運脂肪。脂蛋白包括：①主要是將膽固醇由肝臟送到動脈內壁的LDL（低比重脂蛋白）。②除去儲存在動脈內壁的膽固醇，將其搬運到肝臟的HDL（高比重脂蛋白）……等兩種。而在此希望各位記住的一點，就是我們人類細胞需要適量的膽固醇。

LDL具有到達動脈壁附近時，會將搬運的膽固醇送入細胞內部的構造。但是，細胞擁有許多膽固醇時，就不再接受來自ＬＤＬ的禮物。ＬＤＬ具有將適量的膽固醇送達必要細胞的作用。

但是，會對ＬＤＬ發動攻擊的就是活性氧。具體而言，活性氧會由ＬＤＬ那兒奪走電子，而使得ＬＤＬ氧化（生銹）。一旦生銹的ＬＤＬ就不可能再將膽固醇送到細胞處，而會附著在動脈內壁，使動脈變得脆弱或破裂，血液沒有辦法到達末端的細胞，而細胞會死亡。

如果發生在腦血管中，就糟糕了。當然，腦是全身的指令塔，右腦的上半部負責送達的，是使左邊的手腳活動的命令；相反的，左腦上半部則負責傳送使右邊的手腳活動的命令。此外，在中央部的腦下垂體的丘腦下部，則控制呼吸和心臟的跳動。

因此，如果血液無法送達腦細胞時，就會引起左半身或右半身的麻痺。此外，如果血液無法送達腦的中央部時，就會造成呼吸或心臟停止跳動。

一旦腦的血管破裂的話，就會出現上記的毛病或死亡，即使沒有破裂，但是，生銹的ＬＤＬ會蓄積在內壁，使得血管內部逐漸變得狹窄。最後，就會形成與血管破裂同樣的狀態，營養沒有辦法送到腦細胞的狀態。所以，最後就會導致左半身或右半身麻痺，呼吸和心臟的跳動停止。這就是腦中風。

◆**心肌梗塞**

人類身體的指令塔是腦，心臟則是引擎。而這個引擎，與腦同樣的是由血管（冠狀動脈）供給營養。

冠狀動脈是很粗的血管，不會破裂。但是，冠狀動脈一旦有生銹的ＬＤＬ附著於內部時，會不斷地蓄積下來。當然，冠狀動脈就會逐漸阻塞，而沒有辦法將營養送達心臟，這就是心肌梗塞。

◆**肺硬化症**

這個疾病如文字所示，就是肺僵硬、呼吸困難的狀況。

肺硬化症最近有增加的傾向，其背景就是急速進行中的大氣污染所造成的。因此，在肺中活性氧增加，而使肺變硬。

此外，肺硬化症也會因為放射線、腐草黴素等抗癌劑或帕拉可特所引起。

◆**肝炎**

藥物中毒性肝炎發生的構造，原因是過氧化脂質所造成的。

在肝臟內製造的過氧化脂質，會引起肝臟的毛病。詳細的說，就是化學藥品等異物使肝

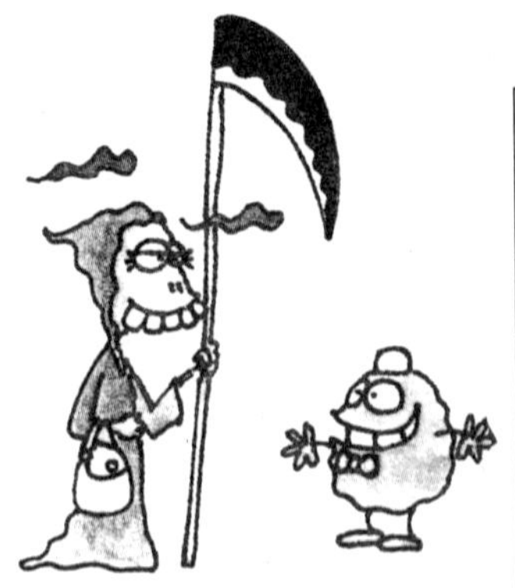

6F	腦中風
5F	心肌梗塞
4F	肺硬化症
3F	肝炎
2F	胃潰瘍
1F	異位性皮膚炎

臟產生大量的活性氧，同時會形成大量的過氧化脂質作惡。

過氧化脂質是沒有辦法排出體外的物質，最糟糕的，就是最後它會積存在肝臟。因此，肝臟是過氧化脂質最好的餌食。

而B型、C型等病毒性肝炎的情形又如何呢？當然主犯是病毒，一旦病情惡化時，在肝臟的血液循環不良，就會使得過氧化脂質和活性氧在此作惡，使病情更為惡化。

◆胃潰瘍

胃潰瘍的原因包括油膩的飲食、壓力、過度疲勞等。但是，關於活性氧方面，也有胃潰瘍會惡化的報告出現。

一旦形成潰瘍的部分，容易發生過氧化脂質，使得相鄰的健康細胞大量遭到破壞。此外，壓力積存時，也容易發生活性氧。

◆異位性皮膚炎

在第二章已經說明過，這個疾病發生的原因與活性氧有關係。

除此之外，與活性氧有關的疾病不勝枚舉。

例如，男性方面，就是男性不孕症。活性氧在精液內發生暴動，而使精子的機能減退，導致男性不孕症。

還有手腳不能動彈的奇病——帕金森氏病，據說也與活性氧有關。在腦中命令四肢活動的場所，因為活性氧增加，沒有辦法順暢地傳達命令，而導致這種結果。

活性氧可說是疾病百貨公司的經營者。

24　癌的發生與活性氧

■細胞的異常增殖會破壞臟器

人類最強的敵人是癌。很多醫師和科學家到現在還在致力於癌的研究。藉著他們的努力之賜，現在我們已經知道癌是如何發生的了，也就是說，對於癌發生的構造已經有了相當多的瞭解。

一言以蔽之，癌就是因為基因的錯誤而引起的疾病。

人類的身體由六十兆個細胞所構成。這麼多的細胞，各自負責身體的保存、種族保存等等的任務，而使我們能夠延續下來。

將正確的命令送達細胞的是基因。因此，如果基因對細胞送出錯誤情報時，則細胞就會開始發生暴動。

經由以上的敍述，相信各位已經瞭解到癌是如何發生的。但是，如果還感到不滿意的話，我們再繼續探討下去。

換言之，細胞發生暴動，就是細胞會任意地增殖。細胞分裂發生異常，細胞無休止地持續增殖，甚至連正常細胞都會大量受到侵蝕，最後破壞內臟，而使人類死亡。這就是罹患癌症死亡的過程。

造成細胞暴動的關鍵，就是基因情報傳達的錯誤。那麼，元凶是什麼呢？就是活性氧……。

活性氧與癌發生的關係，如果詳細探討的話，是一言難盡的。總之，各位一定要瞭解「活性氧造成遏止細胞暴動的基因，產生突變而致癌」。

活性氧會攻擊制癌基因

那麼，能夠遏止細胞暴動的基因，以學術性的說法而言，就是制癌基因。現在就用制癌基因來說明一下癌的發生吧！

與制癌基因相反的就是癌基因。事實上，人類天

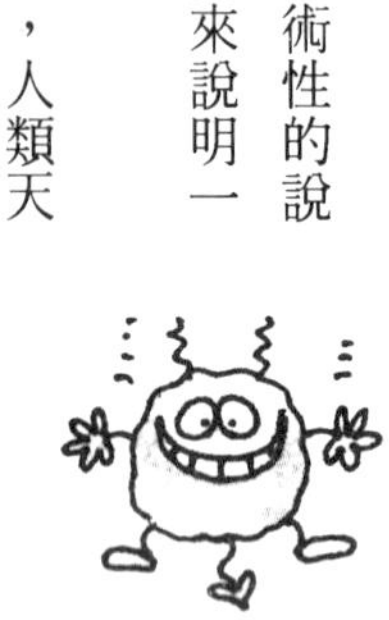

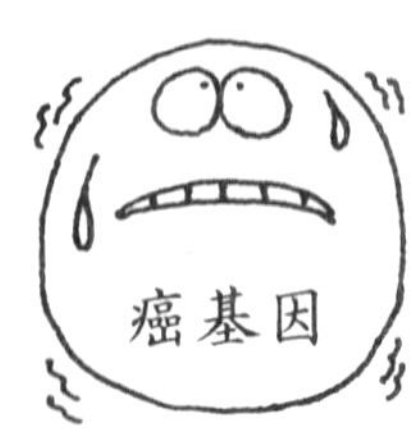

生就擁有癌基因。

制癌基因能夠巧妙地控制住癌基因的話，就沒有問題了。但是，制癌基因如果受到活性氧之害的話……。活性氧將銹吹入制癌基因中，也就是奪走了電子。這時，制癌基因就沒有辦法控制癌基因。接下來會發生什麽事，相信不用我說，各位應該就知道了。

當然，為了避免這種情形，制癌基因也已經張好了防衛網，防衛活性氧的攻擊。因此，我們人類不可能輕易地罹患癌症。關於防衛網在次章為各位說明。

25 用放射線治療或化學療法無法治好癌的理由

■用放射線治療癌，會產生新的癌

癌能治好……對人類而言，是最大的願望之一。癌的治癒方法如果能夠普遍化的話，相信很多人能夠免於痛苦，能夠安詳的老死。但是遺憾的是，這個願望沒有辦法達成。

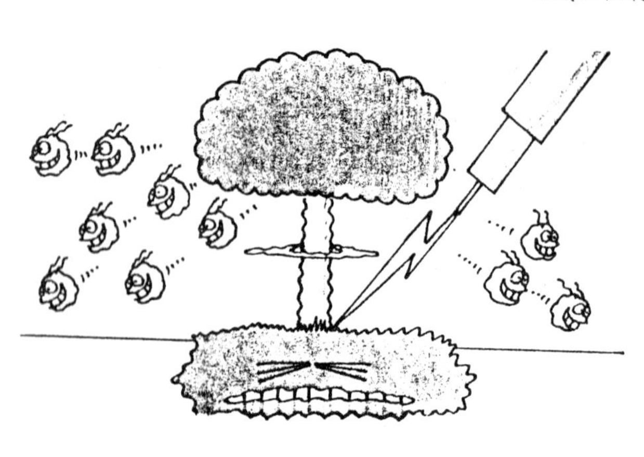

各位讀者應該聽過放射線療法吧！這是癌治療的一種方法。但是，請等等，在第二章中我敍述過「照X光會縮短壽命」。接受放射線治療，就和接受危險的X光一樣。也就是說，好像有一顆小的原子彈，在癌患者的身邊爆炸一樣。

的確，暴露在放射線中會縮小癌細胞，甚至能夠使癌細胞被消滅。但是，放射線同時也會使得基因中產生活性氧。

經由活性氧吹入銹的基因，自己也會成為壞蛋，產生新癌，形成惡性循環。

■化學療法損傷基因

和放射線治療同樣的，堪稱為現代醫學癌治療最前線的就是化學療法。經常使用的就是氨茴環素系或腐草黴素系的抗癌劑，而這些物質也會損害基因。

由以上所敍述的，現代醫學的癌治療，會成為新癌發生的關鍵。放射線治療或化學療法，能夠完全治好癌的事例非常少，理由就在於此。

當然，癌本身也是非常麻煩的疾病。而現代醫學，對於癌可以說是束手無策。但是如果將主軸置於活性氧上的醫學，不僅是癌，對於所有的疾病，都能夠輕易地治癒或者是預防。現在，現代醫學可以說是在過渡時期中。

26　肺癌的關鍵已經不只是煙了

■吸煙會吸入活性氧

活性氧是引發肺癌的關鍵，那麼，在肺內部使活性氧發生的原因是什麼呢?就是吸煙。

吸煙會將焦油吸收到肺的內部。這時，活性氧就會形成，想要溶解掉黏黏的焦油，這時

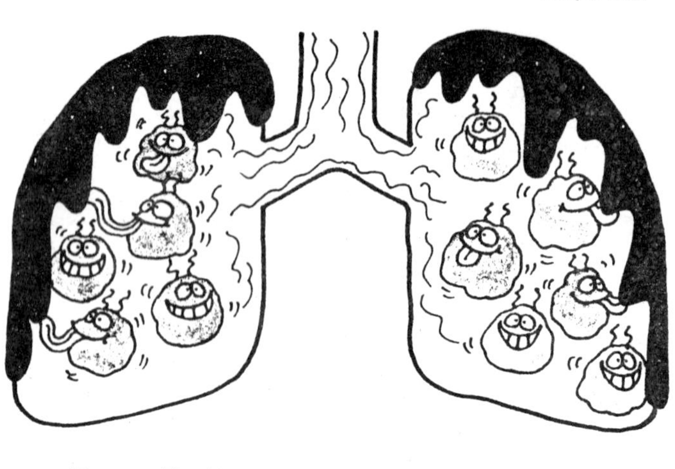

就會吹入銹。多餘的銹會破壞肺壁，而在其延長線上，就存在著肺癌。

一根煙會發生天文數字的活性氧，一天抽幾十根煙的人，當然不罹患肺癌也奇怪。

但是除了煙以外，還有成為引發肺癌關鍵的物質。像汽車排放的廢氣等的氮氧化物，就是其中之一。氣體氮氧化物寄宿在人類的肺中，會產生大量的活性氧，是非常可怕的物質。

近年來，國人罹患肺癌的機率不斷地提高，而不吸煙的人，也會因為這疾病而失去生命。其背景就在於以上所敘述的事實。

因此，「我不吸煙，所以我不用擔心會罹患肺癌」，這個說法已經是過去式了。

■現代人能做的，只是小心翼翼不生銹

所以，在都會生活中的我們，可以說是與肺癌比鄰而居，這種說法決不為過。「但是我可以搬到空氣清新的鄉下啊！」……，各位讀者也許會這麼想。「可是，我在都市中工作，沒有辦法這麼做。」的確如此。如果能夠使環境不再破壞是最好的，但是以某種意義來說，這就好像是時代的倒退現象，所以實現的可能性非常低。

對於過著都會生活的我們而言，能夠做什麼呢？就是儘量不要讓活性氧在體內增加，也就是說，只能夠讓自己儘量不生銹。

27 糖尿病與活性氧的關係

■胰島素分泌力減弱，是糖尿病的原因

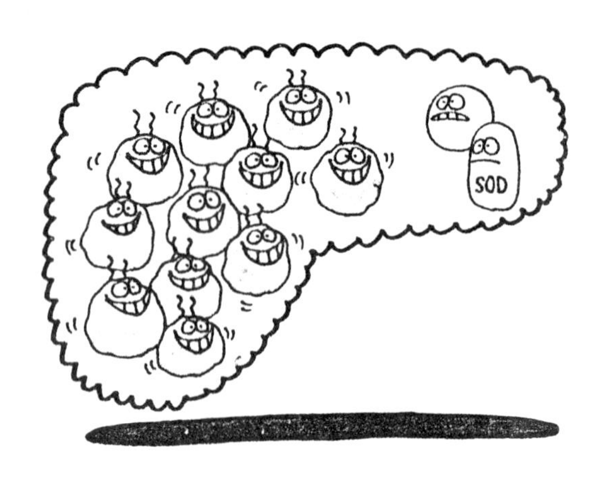

尿量增加、發癢、化膿、倦怠感等特徵的出現是糖尿病的現象。這個疾病分為：①胰島素的分泌停止所引起的。②胰島素的分泌減退所引起的……等兩種。前者因為病毒感染，在較年輕的時候就會出現。後者則是在中高年齡層以後，由於遺傳的要因或肥胖等原因而出現。在此，要將焦點集中在後者來探討。

糖尿病的特徵就是血糖值較高。血糖就是血液中的葡萄糖，一毫升血液當中的血糖量就是血糖值。血糖值的數值，必須調整到維持在二〇〇以下。

調整血糖值，不使其超過二〇〇以上的，就是胰島素。因此，先前敍述過，胰島素的分泌停止或降低時，就會造成糖尿病的特徵，也就是血糖值的上升。

■糖尿病患者的特徵與活性氧有關

生產胰島素的場所就是胰臟。嚴格說來，佔胰臟百分之八十的β細胞負責製造胰島素。而相反的，α細胞則負責生產能夠使血糖值上升的胰高血糖素。

胰島素與胰高血糖素兩種荷爾蒙，如果能夠達到均衡狀態的話，就不會罹患糖尿病。若是平衡失調，就會造成血糖值的上升或降低。

那麼，糖尿病與活性氧的關係又如何呢？不可忽略的就是：①糖尿病患者的血中的過氧化脂質量較多。②SOD或維他命E等，抗氧化物質的量較少……等兩點。胰島素生產現場，在胰臟的β細胞抗氧化防止力，也就是說「防銹力」缺乏。

由以上的敍述就可以瞭解到，糖尿病是因為活性製造出來的過氧化脂質，而使β細胞受損所形成的。

雖說「糖尿病可以藉著食物療法，防止其惡化」。但是，如果能夠明白與活性氧的關係，也許就能夠發現真正治本的治療法了。

28 帕金森氏病等難病的原因，也是活性氧嗎？

■腦中黑質的損傷，引起帕金森氏病

我們人類在老年以後，四肢無法行動自如。別說是跑了，連走路都會覺得走不穩，拿鉛筆時手會發抖。

如果在老年前就出現肢體不自由的現象，也就是說，在中年時出現的這種疾病就是帕金森氏病。因為原因不明，沒有正確的治療法，堪稱現代的奇病。

在人類的腦深處，有一個叫大腦基底核的場所，在此有控制四肢運動的黑質。當黑質受到損傷時，就會發生手腳顫抖或肌肉僵硬等異常的現象。這就是帕金森氏病發生的構造。

但是，在大腦基底核的黑質，其數目會隨著年齡的增長而減少，可是帕金森氏病的患者，黑質的減少速度太快了。而腦的神經細胞與胃和腸等其他臟器不同，不可能因為分裂而增加。

■酵素的減少會使活性氧增加

黑質中具有擊退活性氧作用的是谷胱甘肽過氧化物酶，但是一旦減少或者缺乏之時，就會使活性氧增加……。其結果，負責管理四肢運動的命令中樞就會受損……這就是帕金森氏病的活性氧關係說。

帕金森氏病可能是錳中毒或精神病治療的副作用，也有可能因為腦炎而引起。

川崎病或貝切特病也和帕金森氏病同樣，是原因不明的難病，而現在，有很多人認為，這兩者也是活性氧所造成的原因。其理由就是，血液中活性氧的增加非常地顯著。

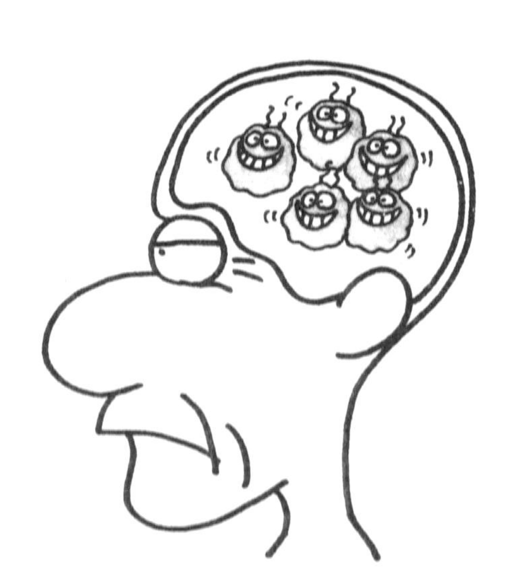

29 還有很多活性氧所造成的疾病

■與活性氧有關的疾病很多

相信各位已經充分地瞭解到，各種疾病的原因都在於活性氧。但是，以活性氧為引發關鍵的疾病還有很多。

◆白內障

在我們眼睛中，負責如照相機透鏡作用的，就是晶狀體的部分。而晶狀體隨著年齡的增加，其透明度會喪失、視力減退，這就是白內障。事實上，白內障也與活性氧有關。

晶狀體是由蛋白質所構成的。由紫外線產生的活性氧，會使蛋白質生銹。這就是白內障發生的構造。

◆痛風

血液中尿酸值增高，而引起的就是痛風。痛風的痛，是因為血液中的尿酸與鈉結合，形成的尿酸鹽增大而造成的。尿酸鹽增大時，擊退尿酸鹽的系統發生作用。嗜中性白細胞開始

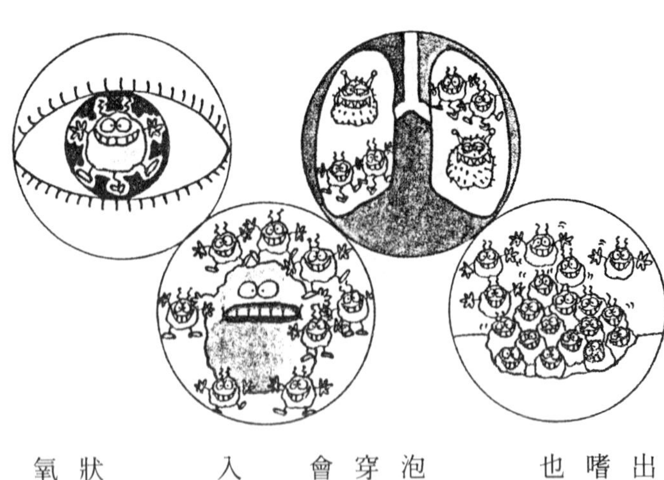

出動，破壞尿酸鹽，但是這時是利用活性氧當武器。因此嗜中性白細胞與尿酸鹽的作戰，就是散播銹的戰爭。當然也會成為新發炎症狀的關鍵。

◆肺氣腫

肺是由三億個非常小的袋子（肺泡）所構成的。在肺泡內部進行氧與二氧化碳的交換。肺泡因為外在的因素而穿孔，就沒有辦法順利進行氧與二氧化碳的交換，這時就會罹患肺氣腫疾病。

肺泡的組織也是由蛋白質所構成的，而活性氧在此吹入銹，就會產生過氧化脂質……這就是肺氣腫發生的構造。

◆各種發炎症狀

皮膚炎、胃炎、肺炎、肝炎、關節炎……這些發炎症狀共通的特點，就是患部會產生大量的活性氧。這些活性氧又會成為新發炎症狀的根源，而引發更嚴重的傷害。

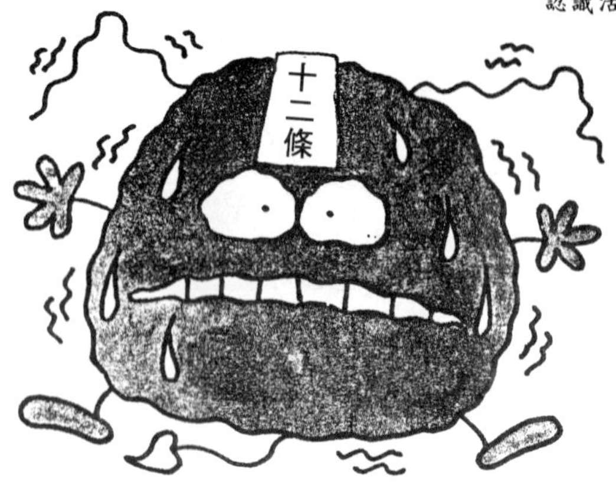

COLUMN

★防癌12條（財團法人・國立癌中心）

①攝取營養均衡的各種食物。

②不要維持一種型態，每天都要過著富於變化的飲食生活。

③適量地攝取美味的食物。避免吃過太多，控制脂肪攝取量。

④享受健康之樂，飲酒適可而止。

⑤盡可能戒煙，尤其不要學抽煙。

⑥充分攝取黃綠色蔬菜，儘量從食物中攝取適量的維他命及纖維質。

⑦體貼胃和食道，太鹹的食物不要吃，太燙的食物要冷卻後再吃。

⑧發生突變的、烤焦的部分不要吃。

⑨吃東西前先檢查，小心發霉的食物。

⑩太陽是個搗蛋鬼，不要曬太多太陽。

⑪舒適地流汗，做適度的運動。

⑫心情愉快，保持身體清潔。

第六章

對抗活性氧的抗氧化物質

30 在體內的防銹系統

■保護我們免於活性氧攻擊的抗氧化物質

看到此處，相信有很多讀者瞭解到，我們人類與生銹是不可能無緣的。包括各種成人病在內，許多的疾病以及可怕的癌，都是因為人類生銹，也就是與活性氧有關而引起的。

那麼，人類對於活性氧的攻擊，難道無法抵抗嗎？

事實上，在我們的體內已經組織了雙重、三重的防衛隊。這些防衛隊的隊員，都是能夠果敢與活性氧挑戰的士兵們。他們的名稱就是抗氧化物質。

抗氧化物質主要包括：①酵素，②蛋白質，③維他命……等三種型態，在體內各處隨時待命，遇到萬一的時候，就能夠保護我們的身體，免於活性氧所吹入的銹之害。

■依各種活性氧的不同，而加以對抗的抗氧化物質也不同

抗氧化物質的作用是：①抑制活性氧、②使暴動的活性氧溫馴、③修復因活性氧吹入的銹，而損害的部位……等三種。在第四章說明過，活性氧包括：①超氧游離基、②過氧化氫、③單線氧、④氫氧游離基……等四種，而能夠加以對抗的抗氧化物質也各有不同。在此詳細為各位介紹各種抗氧化物質。

◆對付超氧游離基的物質

超氧游離基是最大衆化的活性氧。線粒體在製造熱量時，會大量發生的一種活性氧。因此，不可能抑制其發生。除了擊退以外，沒有保護我們身體免於這種活性氧之害的方法。

而負責這項任務的，就是強力的抗氧化物質，稱為ＳＯＤ（超氧化歧化酶）。這種物質能夠使得超氧游離基，以每秒十億個的速度分解為氧和過氧化氫。而製造ＳＯＤ的場所就是線粒體。

但是，ＳＯＤ就算不對付超氧游離基，也會變化為過氧化氫。不過速度非常慢，如果放任不管的話，在過程階段中，就會使活性氧散布大量的銹。因此，必須利用ＳＯＤ在極短的時間內，使超氧游離基變成過氧化氫。

除了ＳＯＤ以外，有沒有其他能對抗超氧游離基的物質呢？力量比較薄弱的就是維他命

C。作用與SOD相同，但是以力量而言，卻不及SOD。

◆對付過氧化氫的物質

嚴格說起來，過氧化氫是活性氧的前階段。因爲不管哪一個氧原子（O）的第四軌道，都有兩個電子圍繞，而非常的穩定。

但是，容易滲透到細胞內，與鐵和銅離子結合，這時就會搖身一變成為氫氧游離基這種活性氧。此外，與超氧游離基反應，就會變化為氫氧游離基或者是單線氧。

所以一脫去外皮就會展露兇惡本性的，就是過氧化氫。因此，必須在它溫馴的階段，就要加以處理。這個時候，登場的就是谷胱甘肽過氧化物酶、過氧化氫酶、維他命C……。

谷胱甘肽過氧化物酶，是能夠防止紅血球中的血紅蛋白和細胞膜生銹的酵素，在血液中待命。

同樣的，過氧化氫酶也是在血液中非常活躍的抗氧化物質。能夠使過氧化氫以每秒九萬個的速度，變成氧和水。

維他命C能夠阻止過氧化氫和超氧游離基的反應。防止氫氧游離基或單線氧的發生。

◆對付氫氧游離基的物質

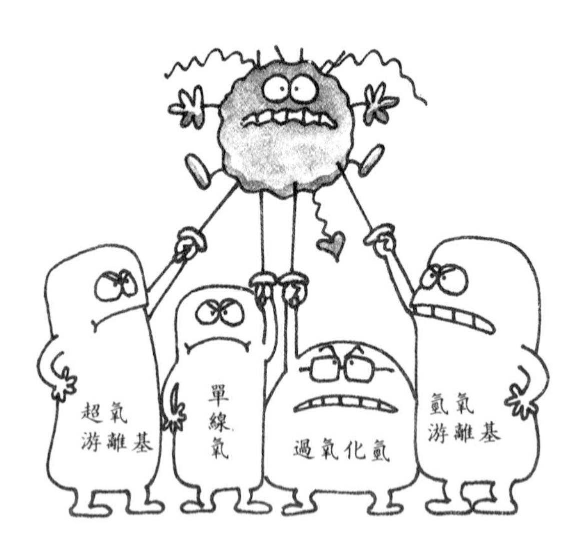

超氧游離基和過氧化氫能夠利用抗氧化物質來加以處理，但實際上，並不能夠完全地加以除去。剩下的還是會發生，就會變化為氫氧游離基和單線氧。

是否存在著能夠對付氫氧游離基的抗氧化物質呢？

在此，是由谷胱甘肽過氧化物酶負責這個任務，但是遺憾的是，無法得到很大的成果。也就是說光靠谷胱甘肽過氧化物酶，是沒有辦法完全除去氫氧游離基的。

這時就必須要求助於外界，就是維他命E、α、β—胡蘿蔔素、類黃酮……。但是前提條件，就是要大量攝取這些物質。

◆對付單線氧的物質

單線氧會因為紫外線、放射線、X光而形成，此外，也會因為過氧化氫和超氧游離基，或氫氧游離基和超氧游離基的反應而發生。

除去單線氧的最有力的抗氧化物質就是α、β—胡蘿蔔素及維他命E、C、B_2。但是，如果不大量攝取的話，就沒有辦法充分發揮抗氧化物質的作用。

為各位介紹了各種抗氧化物質，最大衆化的就是SOD。這是能夠對抗較容易大量產生的活性氧，也就是超氧游離基的酵素，這一點相信各位已經瞭解了。在次項為各位詳細說明SOD。

31　瞭解SOD

■SOD是最重要的抗氧化物質

SOD能夠除去在體內過度產生的活性氧（超氧游離基），是非常重要的酵素。當然，過氧化氫酶和谷胱甘肽過氧化物酶也很重要。但是，這兩者只不過是代替的角色而已。因此，最重要的抗氧化物質還是SOD。SOD的優點就是「當活性氧或過氧化脂質在體內增加時，SOD的數值也會上昇」。

通常，SOD的值，不管是任何人都是相同的。因此，最重要的就是「能夠配合活性氧和過氧化脂質的增加，而上昇的SOD數值到底有多少？」因此，我們為了保持健康和年輕，必須要提升SOD數值的上昇力。可是即使抽取健康人的血液，測量SOD的數值，也沒有任何的意義。

在過去，據說「隨著年齡的增長，SOD的數值降低，因此容易老化或罹患癌等成人病」。但是，正確的說法應該是「隨著年齡的增長，SOD的上昇力降低，所以……」。如果能夠以人工的方式開發SOD，相信不老不死不再是一種夢想了。

■SOD的人工化還未實現

以人工製造SOD，以點滴的方式注射到體內的例子，現在是存在的。但是很遺憾的是，並沒有產生好結果的報告出現。

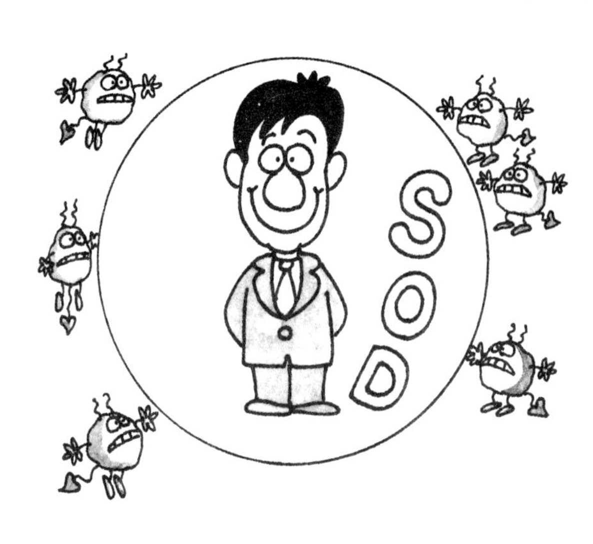

但是，相信各位讀者一定有人知道，有一些SOD錠劑當成健康食品發售。不過，效果可以說是等於零。為什麼呢？因為經口攝取SOD，在胃及腸會遭到破壞。此外，世界上的製藥公司想要開發注射型的SOD，不過目前還很困難。所以現在只能夠自己製造SOD。

此外，SOD在除去活性氧的力量方面，嚴格說起來，只能將超氧游離基分解為氧和過氧化氫，也就是說，會使過氧化氫增加。

這時，就需要對付過氧化氫的谷胱甘肽過氧化物酶以及過氧化氫酶。因此，雖然SOD很重要，但是沒有辦法代替其他的物質，不要認為只要增加SOD就萬事OK了！

32 體內可以製造的抗氧化物質

■各種抗氧化物質的製造方法

在前項敍述過，SOD可以靠自己的力量製造出來，而谷胱甘肽過氧化物酶和過氧化氫酶，在人體內也能製造出來。現在就從這個觀點來探討一下。

◆SOD

事實上，製造SOD的方法有兩種。也就是在線粒體製造SOD，以及在細胞製造SOD……。

線粒體在製造熱量的同時，會產生大量的超氧游離基，這在先前已經介紹過了。而線粒體也會製造出SOD來。線粒體為了保護自己免於活性氧之害，而製造出SOD吧！另外一方面，細胞也會製造SOD，其理由也可以同樣的說明來解釋。

那麼，SOD的成分是什麼呢？答案就是蛋白質。先前已經說明過，想以人工的方式攝

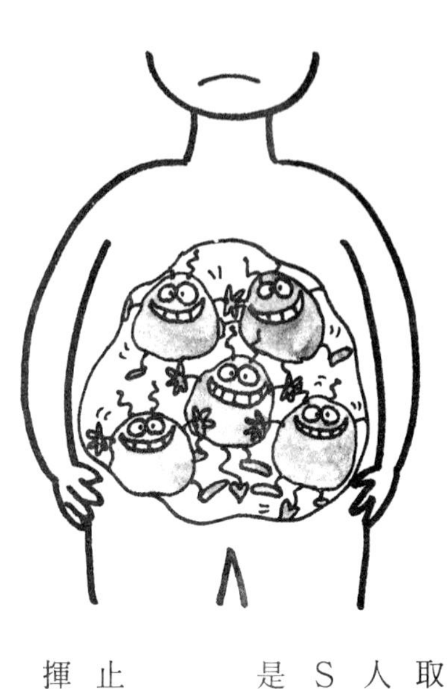

取ＳＯＤ是很困難的。因此，ＳＯＤ必須靠我們人類自己的力量來生產才行。由蛋白質所構成的ＳＯＤ……。在我們的日常生活中能夠做的，就是積極在我們體內攝取良質蛋白質。

◆谷胱甘肽過氧化物酶

藉由各種實驗已經證明了，硒能夠有效地防止癌等各種成人病的發生。而也有人說它能夠發揮抑制老化的效力。

谷胱甘肽過氧化物酶在人類的細胞中製造出來。主要的成分是蛋白質，而輔酶則是前面所敍述的硒。

能夠對抗活性氧，對於癌或老化具有抗力的抗氧化物質谷胱甘肽過氧化物酶，其背後隱藏著硒的偉大功績，希望各位能夠瞭解這一點。

◆過氧化氫酶

過氧化氫酶主要成分也是蛋白質，同時藉著輔酶鐵，而能夠在細胞內合成製造出來。

由以上所敘述的，在日常飲食生活中所攝取的良質蛋白質，遇到萬一的時候，就能夠適量地製造出SOD等抗氧化物質。

而更重要的就是，SOD需要錳、銅、鋅，過氧化氫酶需要鐵當成輔酶，而這些礦物質的攝取也是不可或缺的。

33　維他命也是重要的抗氧化物質

■維他命E保護生物體膜

各種維他命，都是能夠對抗活性氧的重要抗氧化物質。在此，為各位敘述維他命E、C的重要性。

首先是維他命E。關於在線粒體和細胞發生活性氧的情形，各位已經非常瞭解了。覆蓋線粒體和細胞的生物體膜，是以不飽和脂肪酸這種脂質為主要成分。是活性氧的餌食，很容易變化為過氧化脂質，相信各位讀者也知道這一點了。

保護生物體膜，免於活性氧攻擊的抗氧化物質，就是維他命E。理由是，因為維他命E能溶解於脂質中。

各種維他命分為：①溶於油、②溶於水……兩種維他命。前者是維他命E，還有維他命A、D、K。而後者則是維他命B_1等維他命B群。

在生物體膜待命的維他命E，當活性氧發生時，能夠給與活性氧自己的電子，而除去活性氧。

這時就出現問題了。維他命E把電子交給了活性氧之後，維他命E本身的電子狀態就不穩定了。

但是請安心，游離的維他命E不會像活性氧一樣，做出散布銹的行為。這就是維他命E的好處。但是，被奪走電子的維他命E，就不能夠再擊退活性氧了。

■維他命C使維他命E再生

將自己所擁有的電子給與活性氧，形成游離狀態的維他命E，又會變成何種情形呢？

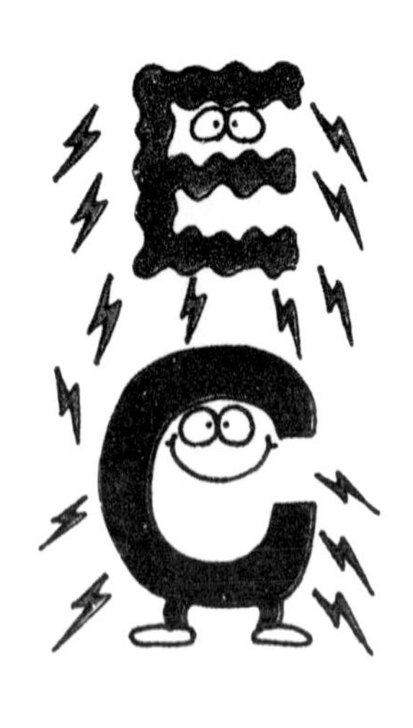

這時重要的幫助者就是維他命C。維他命C能夠使得游離的維他命E，復原為原先的維他命E。真是一個非常精巧的系統啊！我們人類畢竟還是比電腦優秀吧！

再回到原先的話題。溶於水的維他命C，在線粒體和細胞水的部分待命，將電子交給游離的維他命E，使維他命E再生。「那麼，交出電子的維他命C又怎樣了呢？」請安心吧！谷胱甘肽酵素能夠將電子給與形成游離狀態的維他命C。

總之，在維他命C和谷胱甘肽的萬全體制之下，使維他命E不虞匱乏。不只是維他命E，也要充分攝取維他命C……這是維持健康、防止老化的鐵則。

34 體內無法製造維他命E或C

■低分子抗氧化物質在體內無法製造出來

維他命E、C都是重要的抗氧化物質，不過，我們將其稱為低分子抗氧化物質。因為它和SOD或者是谷胱甘肽過氧化物酶等抗氧化物質不同。

低分子抗氧化物質最大的特徵就是「在人體內無法製造出來」。包括SOD在內，抗氧化物質的生產場所在體內，但是低分子抗氧化物質在體內無法製造。植物可以自行製造維他命E及C，動物和人類則無法辦到這一點。因此，我們人類必須由外部攝取維他命E、C。這時就要談到維他命劑。

■如果不是天然維他命的話，沒有效力

現在掀起健康旋風。各位讀者當中，也許有很多人每天都會使用維他命劑。但是，每天

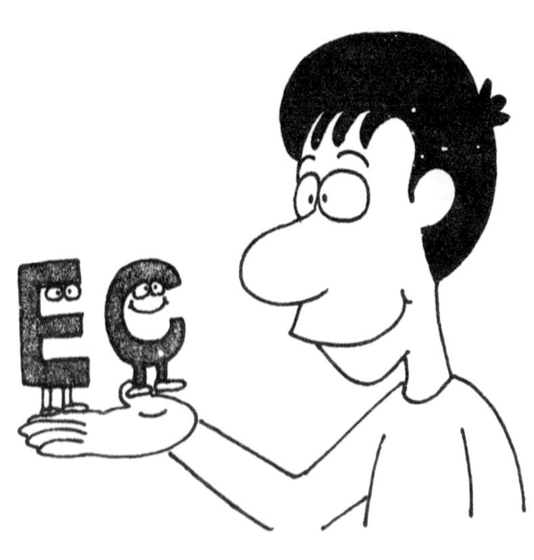

大量服用維他命錠劑，是否就不需要在意飲食的均衡了呢？

遺憾的是，答案是否定的。維他命如果不是天然的，則效果較差。

維他命E、C是在我們人體內，能夠對抗活性氧及過氧化脂質的一大前提條件。經由腸吸收，由細胞的接收體接受，到達被活性氧或過氧化脂質散布銹的場所。

接收體無法接受化學合成的維他命劑。因此，「維他命只限於天然維他命劑」。

那麼，在體內有沒有可以自行生產的維他命呢？答案就是維他命A和維他命B_2……。這些都可以在人體內製造出來。

但是，維他命B_2具有幫助谷胱甘肽過氧化物酶，擊退因活性氧而發生的過氧化脂質的作用。因此，維他命B_2也是重要的抗氧化物質。

先前敍述過，維他命B_2和維他命A在人體內能夠製造出來，但是量非常少。因此，還是要經常由外部加以補給。

35 最近成為話題的β—胡蘿蔔素，也是抗氧化物質

β—胡蘿蔔素是抗氧化物質的新面孔

最近，頗受矚目的β—胡蘿蔔素……。以胡蘿蔔為主的黃綠色蔬菜罐頭飲料，現在非常暢銷。

黃綠色蔬菜中當然含有β—胡蘿蔔素。不過，在此問題則是「為什麼植物中含有β—胡蘿蔔素呢？」

植物每天大量曝露在陽光下，也就是紫外線中，因為紫外線而發生活性氧，這一點不論

對動物或植物而言都是相同的。但是，植物不像人類一樣可以避難，卻具備了可以充分對抗活性氧的β—胡蘿蔔素。β—胡蘿蔔素（α—胡蘿蔔素也是相同的）是「低分子抗氧化物質」，在體內無法生產。在歐美，根據報告顯示，β—胡蘿蔔素的攝取量越多的人越長壽。

因此，最好養成喝黃綠色蔬菜汁的習慣。我們人類一天所需要的β—胡蘿蔔素的量大約為五到六毫克。其中一根胡蘿蔔所含的β—胡蘿蔔素的量，約為十毫克。以此為標準，控制每天的飲食生活吧！

■抗氧化力超群的葉黃素

葉黃素也是抗氧化物質。在蔬菜中以南瓜含量較多，被視為與β—胡蘿蔔素的同類。引人注意的就是其效力。先前敍述過，維他命E是重要的抗氧化物質，不過，葉黃素在對付超氧游離基和單線氧這一方面，能夠發揮比維他命E更高幾倍的抗氧化力，也就是具有防銹能力。對付超氧游離基時，力量為維他命E的一千倍，對付單線氧時，則為一百倍。

基於以上的敍述可以瞭解到，充分攝取蔬菜很重要。而關於葉黃素方面，它具有耐熱的優點。不論是炒、煮，烹調過後，仍然能夠充分攝取到。

36 其他的抗氧化物質

■還有一些抗氧化物質

先前為各位介紹過了很多抗氧化物質，但是還有一些抗氧化物質存在。

◆類黃酮

是植物及水果中所含的色素。類黃酮大約有三千種，顏色為紅綠、奶油、黃、橘色、深藍等，而抗氧化力最強的就是銀杏綠葉。但是，我們經常當成食物攝取的就是柑橘、大豆、小藍莓……。也許各位會覺得很意外，事實上，咖啡和啤酒中也含有類黃酮。

類黃酮具有擴張血管的作用，能有效地防止癡呆症。

◆兒茶素

茶的澀味，就是兒茶素所造成的……。

日本茶含有豐富的兒茶素。靜岡人較少罹患癌症的事例，事實上就是因為兒茶素具有防癌的效果。而兒茶素也具有除去「活性氧」的作用。

堪稱為優良抗氧化物質的兒茶素，必須注意的，就是在滾水中兒茶素會附著在一起，很難被腸吸收。所以平常在喝茶的時候，最好用溫水沖泡。

◆各種礦物質

礦物質指的是鈣質、錳、鐵、鋅、銅等礦物質的營養成分。

硒在先前敘述過，是谷胱甘肽過氧化物酶這種抗氧化物質的輔酶。**硒**也是一種礦物質，其他的礦物質和**硒**同樣的具有輔酶的效用。

但是，相信很多的讀者，還不瞭解什麼是輔酶。那麼請記住以下的敘述。SOD、谷胱甘肽過氧化物酶、過氧化氫酶等抗氧化物質，需要輔酶的援助，才能夠充分活躍……。總之，一旦礦物質缺乏之時，抗氧化物質也無法發揮作用。抗氧化物質和輔酶就好像車子的兩輪……，能夠保護我們免於活性氧的攻擊。

但是，關於礦物質也必須注意到的，就是過度攝取非常地危險。攝取過多會蓄積在體內，對身體會造成不良的影響。要注意到這一點，巧妙地攝取各種礦物質。對付活性氧，最重要的礦物質是**硒**，而含量較多的食物則是牛肝、鱈魚、龍蝦等。

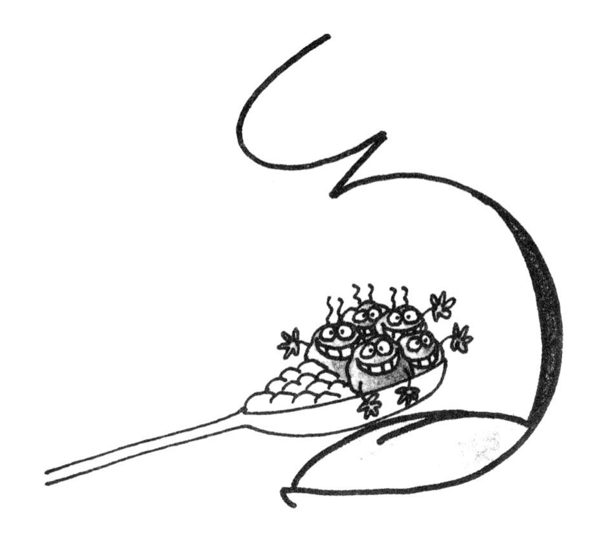

COLUMN

★尿酸也是抗氧化物質

「尿酸值越高的人，越容易罹患哦！」……這是關於痛風的說法。所以，相信各位讀者對於尿酸應該是具有不好的印象吧！但是，尿酸也是一種抗氧化物質。

尿酸的抗氧化物質作用，具體而言，就是能夠給與活性氧一個電子，停止它的暴動。

而缺乏電子的尿酸，可以從維他命C那兒得到電子而再生，又能夠成為活躍的抗氧化物質。維他命C的情況也相同。

第七章

老化、痴呆與活性氧

37 老化與活性氧的關係

■老齡化的時代，老人應該要健康

在第三章中已經為各位說明過了，老化的原因也是活性氧所造成的。而本章則詳細的，以學術的方式為各位說明。

二十一世紀真的是高齡化的時代。目前對我國而言，最大的主題之一，就是如何度過這個老人時代。

國內財務危機的狀況，是衆所周知的事實。今後是老人數量不斷增加的，而年輕人的數目卻減少的時代，會一直持續下去。除了高齡化的社會以外，少年化社會的姿態也會出現。使用社會福利金的人數增加，但是納稅人卻減少了……。這將是今後我國的姿態。到了二十一世紀時，我國真的能夠實行令人滿意的老人福利政策嗎？

另外一個嚴重的問題，就是老人看護問題。我再說一次，二十一世紀是少年化的時代。

因此，大都是家中的獨子、獨女與他人結婚。這個事態也意味著，最糟糕的情況，將是一對夫妻要照顧四位老人（雙方的父母）的情況會急增。但是，想要實行這個理想幾乎是不可能的。

真正迎向高齡化社會的到來，國人應做的應該是「以健康的狀態，度過老年後的生活」……。也就是說，即使年齡增長，自己的身體還是很自由，能夠用自己的頭腦思考所有的事情，不會對周圍衆人造成負擔，自己也能夠過著快樂的生活。

■氧的消費量越多越短命

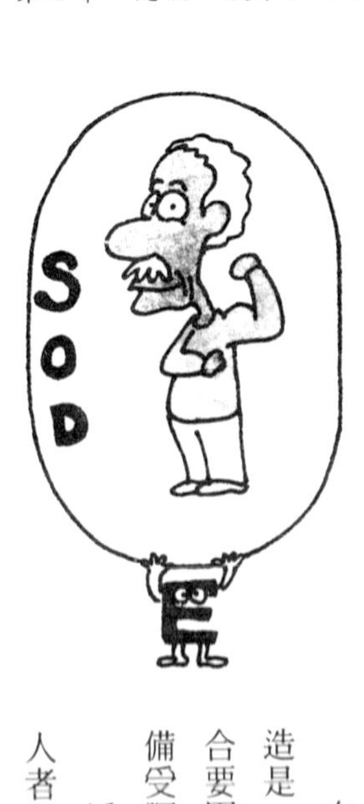

在第三章已經敍述過，到目前為止，老化的構造是：①基因說、②內分泌・免疫力減退說、③複合要因說……，以這三項來加以說明。但是，現在備受矚目的就是活性氧關係說。

活性氧與老化相關資料，是由老化研究的第一人者，美國的卡特拉所發表的。根據他的調查，靈長類（包括人類在內）的運動量與SOD量有關。也就是說「氧消耗量較少，SOD的力量較高的靈長類，較能長生」……。相信閱讀過前章的讀者，對於SOD已經非常熟悉了吧！所以這是非常合理的解釋。

卡特拉也明白了，不飽和脂肪酸變成過氧化脂質的速度，與壽命長短的相關關係。變化越快的動物越短命。而他也掌握了組織中維他命E的濃度與壽命的關係。各位讀者知道維他命E是抗氧化物質之一，所以相信各位已經瞭解到了「維他命E的濃度越高越長生」。

38　記憶力和肌力的減退，是從線粒體的老化開始

■線粒體DNA對於活性氧的攻擊根本毫無防備

在前項中為各位說明過，氧的消耗量與壽命長短有關。也就是說，「氧的消耗量越大」意味著「能量的消耗量越大」。

食物轉換為能量的任務，是由線粒體來負責。隨著年齡的增長，線粒體產生了變化。這也是與老化有關的說法。

線粒體中存在著掌握遺傳情報的線粒體DNA。線粒體DNA不像細胞核DNA一樣，可以藉著核膜或蛋白質保護，也不具有良好的修復力。

各位讀者已經知道，線粒體是活性氧發生的場所。所以不具有保護力的線粒體DNA，容易受到活性氧的攻擊……。

■隨著年齡的增長而老朽化的線粒體

被活性氧吹入銹的線粒體DNA雖然存在，如果有很多健康的線粒體DNA存在的話，就沒有問題了。但是，如果受損的線粒體DNA的比例較大的話，就會產生心肌症或腦症等各種症狀。

人類到了中高年齡層以後，線粒體DNA容易受損。遺憾的是，過了四十歲以後，因為加齡原因，線粒體會產生變化。

而活性氧容易使線粒體DNA受損，因此又產生了新的不良影響。使得線粒體的能量、生產能力減退。

記憶力或肌力的減退，是因為線粒體的老朽化，導致能量代謝異常所引起的。

39 腦內斑點的真相是異常蛋白質

癡呆有兩種

老化對於人類而言，是無可避免的宿命。通常，講到老化，是指肉體的衰退，但是隨著年齡的增長容易健忘，這也是事實。而在其延長線上的就是癡呆。

醫學用語所說的癡呆，指的就是老人性癡呆症……。①早老型、②腦血管性……分為這兩種。

腦血管性癡呆症的原因是，腦血管破裂、出血或阻塞，形成腦梗塞而引起的。

腦需要大量的氧，如果在腦內的血液循環不順暢時，無法充分供應氧，一部分的神經細胞會死亡，機能減退。而在國內的老人癡呆症的原因，最多的就是這種腦血管性癡呆症。但是，這個疾病可以早期發現。而現在最多的，則是早老型癡呆症。

早老型癡呆症的原因不明。但是，卻發現多數神經細胞死亡及腦萎縮的特徵。因為原因不明，所以沒有治療法。

比較麻煩的就是早老型癡呆症，而要掌握原因的端倪，就在於蛋白質的蓄積。

■蛋白質蓄積在腦會造成癡呆

調查罹患早老型癡呆症的老人的腦，發現有稱為老人斑的斑點出現。在中心有類澱粉蛋白質。

因此，可能有些讀者會認為「早老型癡呆症的老人，在腦內大量生產了類澱粉蛋白質嗎？」但事實上，答案並不是如此。正確的解答應該是「在腦內蓄積了大量的蛋白質」……。但是，為什麼會造成這種情形呢？最近終於明白了原因。

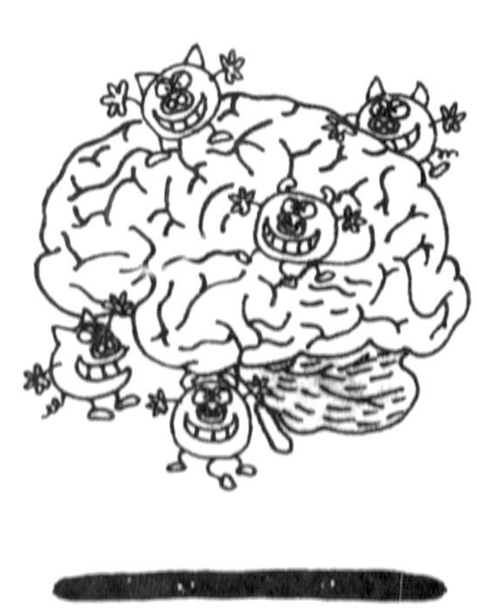

健康人類的腦，由分解蛋白質的酵素發揮作用，阻止蛋白質的蓄積。但是，罹患早老型癡呆症的老人，這種酵素無法充分發揮作用，使得蛋白質逐漸積存下來……。這就是早老型癡呆症發生的構造。目前這種說法是最有力的說法。

40 腦的萎縮是如何產生的？

■由網路脫離的神經細胞死去之後，使腦變小

早老型癡呆症的特徵之一，就是腦的萎縮。其構造如下：

我們人類的腦，由神經細胞形成網路。可以思考，在活動身體時，由神經細胞的網路傳達情報。

神經細胞有送情報的天線，以及接收情報的天線。

重要的天線，會被前項所介紹的異常蛋白質，從外側加以破壞。

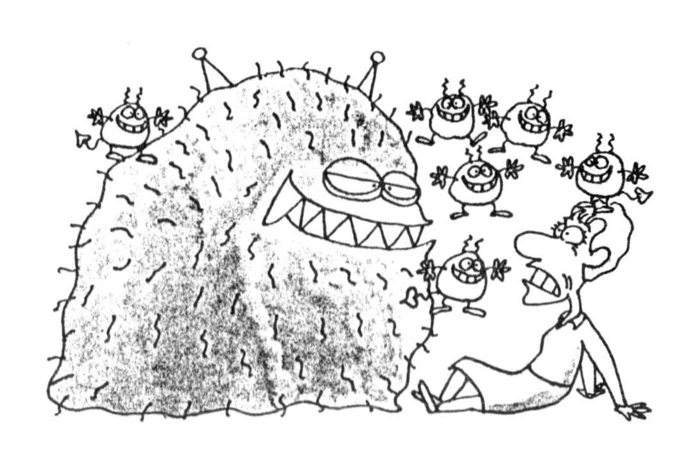

此外，早老型癡呆症的特徵，就是腦內神經細胞中的如細線般的纖維，阿耳茨海默原纖維的增加。這也是由蛋白質所形成的，但是，阿耳茨海默原纖維會由內部破壞神經細胞所建立的天線。

無法建立網路的神經細胞，因為無法發揮作用，最後會死去，而導致腦萎縮。

早老型癡呆症的特徵是過氧化脂質較多

在此為各位介紹癡呆與活性氧的關係。

最近，發現早老型癡呆症的人，腦中有很多的過氧化脂質。當然，如此我們就可以推測，活性氧可能與癡呆有關。結果發現腦內的老人斑，的確是活性氧散布的銹所引起的結果。

腦比起其他臟器而言，氧的消耗量較多，含有很多容易氧化的二十二碳六烯酸這種不飽和脂肪酸。在腦內，活性氧發生暴動的條件，已經齊備了。

二十二碳六烯酸的量，在女性的腦中比男性更多。所以罹患早老型癡呆症的比率，是女性比較高，可能與此有關吧！

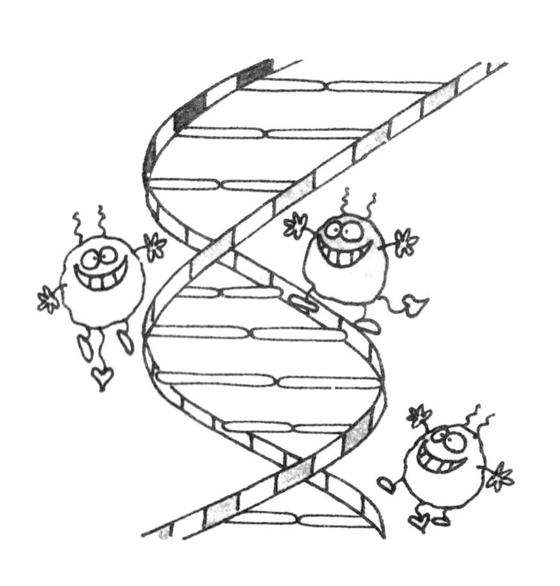

第八章

蛋白質與抗氧化物質

41 缺乏蛋白質意味著死亡

■蛋白質是最重要的營養素

在第六章為各位敍述過，SOD等抗氧化物質的主要成分是蛋白質。我們人類為了對抗活性氧、不生銹，就需要蛋白質。

蛋白質的語言來自希臘文，是「最重要」的意思。所以證明自古以來，就已經認知蛋白質的重要性了。

一旦蛋白質缺乏時，必要量的抗氧化物質在體內沒有辦法製造出來。不過，從別的觀點來看，蛋白質對我們人類而言，也是非常重要。

人類是由蛋白質所構成的，臉、手腳、毛髮、肌肉、內臟、血液•淋巴液——這些全都是由蛋白質所構成的。因此，人類身體的存在，需要攝取蛋白質。

最近流行「以蔬菜水果為主要飲食，才能夠創造健康」的說法。如果各位讀者認為「不

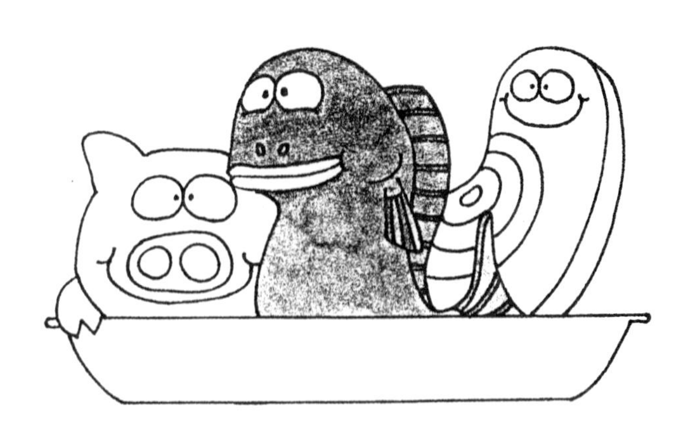

吃魚或肉，對健康比較好」，那麼我告訴你，這是一大錯誤。不吃魚或肉，光吃蔬菜水果，無疑是自殺行為。

中高年齡層以後，要下意識多吃蛋白質

蛋白質能製造出幫助維他命和礦物質，由腸吸收到體內的酵素。而這個酵素，能夠促進腸營養吸收細胞的新陳代謝。因此，不吃蛋白質，即使攝取新鮮蔬菜和水果，維他命在體內也無法被吸收。

我們人類由腸吸收營養，但是遺憾的是，這個能力卻隨著年齡的增長而減退。所以理論上，越是高齡者越應該積極地攝取蛋白質，彌補腸的機能減退的缺點。

蛋白質缺乏，導致抗氧化物質生產能力減退，因而引起營養失調，這就意味著死亡。

42 關鍵在於攝取良質蛋白質

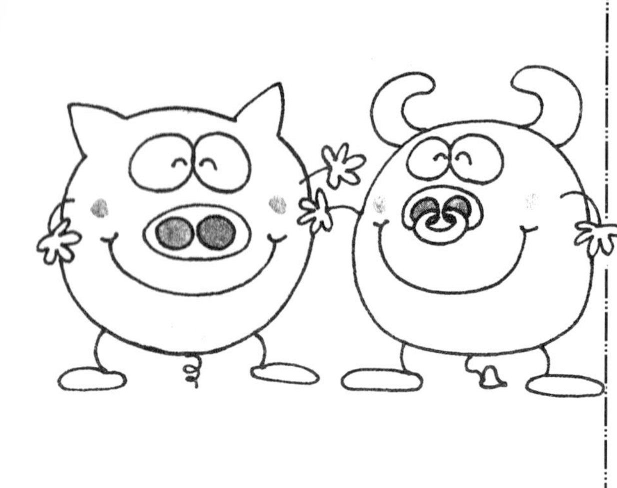

攝取必須氨基酸很重要

蛋白質是由二十種氨基酸所構成的。二十種當中有幾種可以在體內生產。但是，有八種氨基酸是人類無法自行生產的，稱為必須氨基酸。所謂「必須」就是「我們人類為了維持生存，必須由外部攝取」的意思。

聯合國的糧食農會機構（FAO），公布了必須氨基酸的理想分配。基於這個標準，測量各種食品中的蛋白質量，而形成蛋白價指標（次頁上表）。俗稱的良質蛋白質，是指均衡

●蛋白價

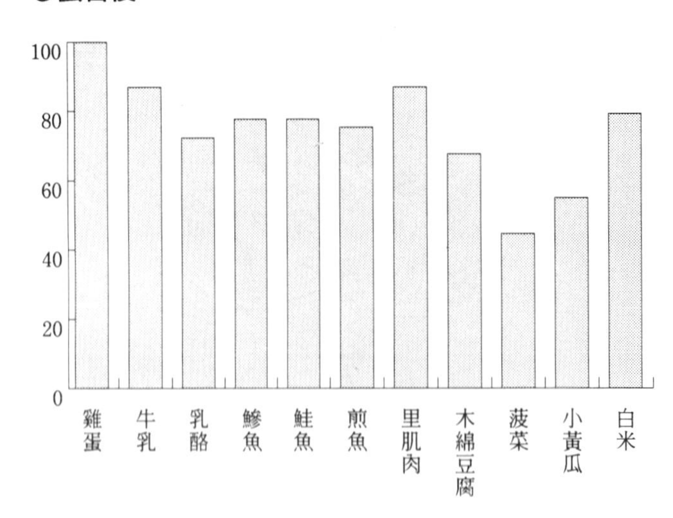

含有必須氨基酸的食品，也就是屬於蛋白價中的上位的食品。

■蛋是蛋白質的MVP

蛋白價佔第一位的是蛋，蛋是最良質的蛋白質。

蛋是由抗氧化物質的主要成分所構成的，而且也含有銅和鋅等礦物質類，這一點絕對不要忘記。

在第六章為各位敍述過，維他命E會把自己的電子給活性氧，去除活性氧。而電子呈現不穩定狀態的維他命E，不會像活性氧一樣在體內產生暴動。但是，沒有辦法再擊退活性氧了。

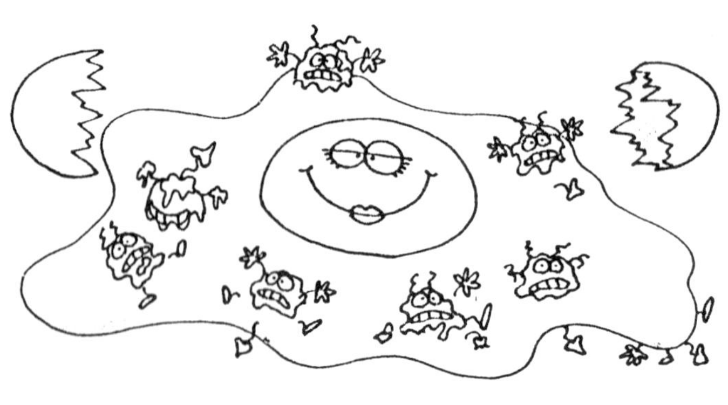

就好像被拔掉牙的維他命E，能夠使其恢復元氣的就是維他命C，此外，還包括蛋中所含的胱氨酸。胱氨酸含量豐富，就能提高維他命E在體內再生的能力。

此外，蛋中所含的銅和鋅，也是SOD的重要輔酶。

由此可知，蛋是非常適合用來支援及生產抗氧化物質的食品。

■蛋還有很多的優點

蛋除了對付活性氧以外，還有其他的優點：

◆使頭腦明快

蛋黃含有膽鹼物質，是製造人類腦的神經元之間，情報傳達不可或缺的乙酰膽鹼物質等原料。因此，吃蛋的話，膽鹼就會進入腦內，造出乙酰膽鹼，有助於使頭腦的功能良好。當然也能防止癡呆。

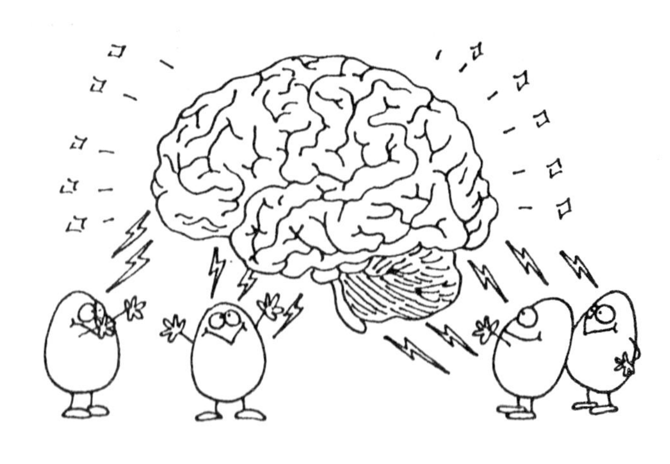

腦細胞需要大量的蛋白質，所以蛋對於腦而言，是非常好的食品。

◆有效紓解感冒

各位讀者也許聽過溶菌酶吧？它是感冒藥的成分之一，是能夠幫助緩和流鼻水或喉嚨痛的酵素。溶菌酶在蛋白中含量豐富。

此外，蛋白中還含有卵白蛋白，這種物質由消化酵素加以分解，製造出兩種肽。據說肽能夠提高免疫力。

況且，大家也知道蛋白的蛋白質本身，就具有抗氧化作用。

43 吃魚或肉食的注意點

■加上肉和魚，輕鬆地攝取蛋白質

「魚和肉啊！盡可能不要吃，對身體比較好」……這種錯誤的說法，現在正在橫行當中。我們人類如果不適當地由外部攝取蛋白質的話，不僅沒有辦法產生抗氧化物質，甚至沒有辦法維持身體健康。

蛋是良質蛋白質。而蛋白質的供給源中，魚和肉也是重要的存在。飲食生活的目的，並不只是為了攝取營養，最重要的就是「快樂的吃」。即使吃一些對身體好的東西，例如「每天光吃蛋」，會使吃東西變成一種勞動。要加入魚和肉，享受富於變化的豐富飲食生活，均衡地攝取蛋白質，才能成為快樂的飲食生活。

■烤魚攝取的重點是立刻吃

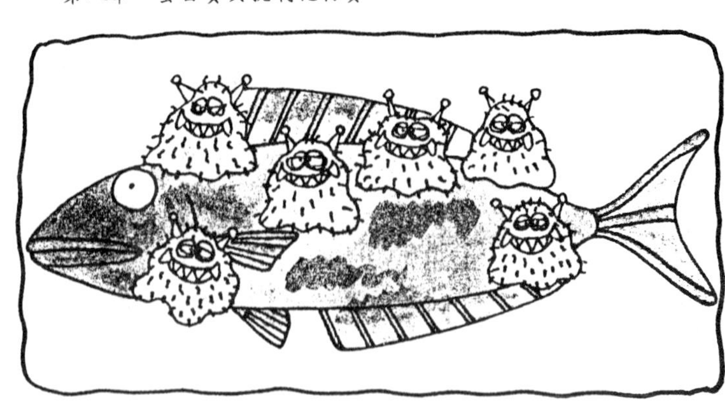

魚含有大量的不飽和脂肪酸。不飽和脂肪酸本身對我們人體而言，並不會造成危害。但是，先前已經敍述過了，不飽和脂肪酸容易變成過氧化脂質。過氧化脂質對人體會造成不良的影響。

但是，魚中含有豐富的維他命E，具有防止過氧化脂質發生的機能。但是如果是魚乾的話，就會造成過氧化脂質蓄積。吃魚乾的時候，在吃之前要烤一下，藉著烹調的方式，使過氧化脂質分解消失，才是安全的作法。如果是在店頭買的烤魚，要趕緊吃掉。

此外，喝啤酒時不可或缺的下酒菜——花生，也必須要充分地注意。花生含有豐富的不飽和脂肪酸，同時也含有很多的維他命E。但是，老舊之後容易氧化。

如果是用密封容器販賣的商品，會加入塡充氮的脫氧劑，但是開封之後還是要趕緊吃掉。

44 日本人長壽的秘密

■日本人壽命延伸，是因為蛋白質攝取量增大

在一九四五年之前的日本人，據說活到五十歲就必須要意識到死亡的問題。而現在，恐怕無法相信在以前會有這樣的想法。

現在，日本人的平均壽命急速延伸，其理由到底是什麼呢？

首先就是醫學的進步。一九四五年代，結核被稱為死亡病。但是現在，很少聽說有人會因為「結核而死亡」。我們人類藉著現代醫學的進步，逐漸克服了許多難病。

其次就是飲食生活的改善。各位讀者中，也許有的人從老年人那兒聽說過「以前哪！蛋是高級品，根本不能夠每天吃」。由此可知，以前的飲食生活的確是非常地貧乏。

而戰後，日本人的飲食最大的改變，就是蛋白質攝取量的大幅度增加。關於蛋白質的重要性，先前已經敘述過了，現在不用再說明了。蛋白質在戰後，由於日本人大量地攝取蛋白

質，因此能夠延長壽命。

■吃肉會短命的說法，並不成立

在第三章為各位敍述過「以蔬菜為主的飲食生活，是長壽的一大要因」。當然這是根據統計而得到的結論，應該是正確的。但是，我再說一次「不吃魚和肉，就能夠長壽」這種說法是不對的。

健康和長壽的關鍵是「在含有豐富新鮮蔬菜的飲食當中，巧妙地搭配蛋白質」……。而大量吃肉的美國人的平均壽命如何呢？男性七十一點八歲，女性七十八點六歲。（一九九〇年）……。這就證明了，「吃很多肉會短命」的說法不成立。

肉中所含的動物性蛋白質和動物性脂質，具有①能夠增強對抗感冒或肺炎等的抵抗力。②使血管恢復彈性，因而能預防腦中風……的優點。因此，應該積極地吃肉。但是，動物性脂質攝取過多，當然會造成問題，因為會成為膽固醇上升的原因。以肉食為主的美國人的死因，第一位就是心肌梗塞，這也是我們能夠瞭解的結果。

因此，要在「以蔬菜為主」的前提條件之下，適度地吃肉，才是攝取食物的重點。

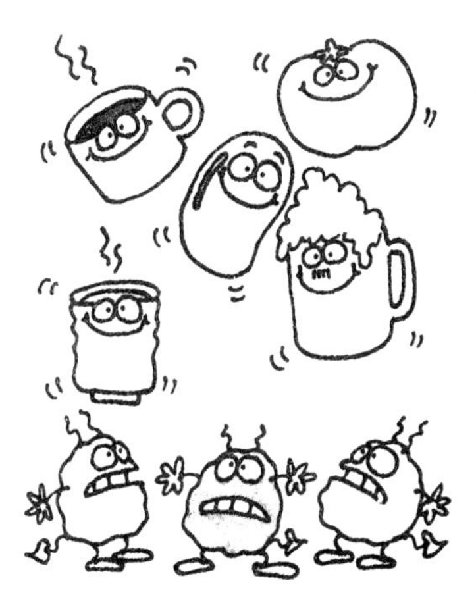

第九章

戰勝活性氧攻擊的飲食生活

45 不增加活性氧的飲食是什麽……

■增加抗氧化物質，適量攝取不飽和脂肪酸

趕緊為各位介紹，保護自身免於活性氧攻擊的方法。在本章為各位說明，戰勝活性氧的飲食生活。

能夠對抗活性氧的物質，就是抗氧化物質。因此，想要戰勝活性氧，只要在體內增加抗氧化物質就可以了。飲食最大的重點就在於此。

抗氧化物質，分為體內能夠製造與不能製造的兩種。大半在體內都能製造，但是成為其原料的營養素，必須由外部，也就是說，必須藉由飲食來攝取。

另外一個重點，就是成為活性氧餌食的不飽和脂肪酸，不能夠在體內增加過多。因此要藉著飲食生活，來加以控制。

整理敍述如下，就是①使抗氧化物質在體內增加。②不要增加過多的不飽和脂肪酸……

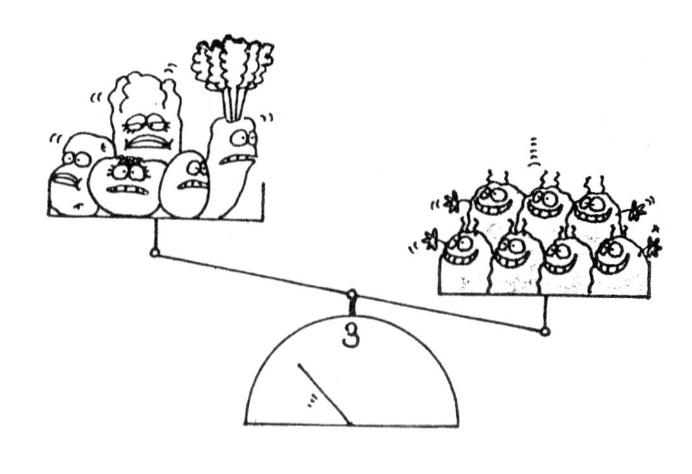

這是防止活性氧攻擊，不使人類身體生銹的經典名言。在飲食生活上，一定要牢記以上兩點。

■對付活性氧的飲食是營養均衡食

有沒有活性氧對策的食譜呢？遺憾的是，並不存在。不過，可以說的就是「營養均衡的飲食」……那麼，營養均衡的飲食，具體而言到底是什麼呢？

①一天飲食中要搭配三十種以上的食品來吃。

②不要每次都吃同樣的食品……。

這兩點是日本厚生省所推薦的，攝取營養均衡飲食法的關鍵。看起來好像很簡單，但是實行之後，就會發現很困難。

46 日本食品的優點在哪裡……

■飯的優點，是能夠搭配任何的菜餚

日本人的主食是米。歐美人的主食是麵包。相信很多的讀者們，在一天的飲食當中也會吃麵包吧！但是，不會三餐都吃麵包食吧！

日本人喜歡吃飯的理由是什麼呢？也許各位讀者的回答是「因為飯很好吃啊！」這的確是正確的解答，但卻不能忽略另外一點。

「飯能夠搭配任何的菜餚」……，這是日本食吃不膩、富於變化、能夠產生平衡感的最大理由。

例如，吃魚的時候，無論是烤魚、煮魚或生魚片都可以用飯來搭配。可是如果吃麵包的話，就不行了。和油炸食品一起吃，也是飲食的標準。可是如果是吃麵包，再配上油炸食品的話，會導致脂肪攝取太多。

■最好使用一九六五年代的日本食

日本人的飲食生活的變遷如下：

「以前一個蛋，兩兄弟分著吃」，相信很多人都從老年人的嘴裡，聽說過這樣的事情吧！事實上，戰前日本人飲食的全部攝取熱量中，動物性食品的比率只有百分之二。在一九六〇年為百分之七。而美國在一九六〇年時為百分之四十一。以日本的高度成長為背景，日本的飲食生活變得豐富了。一人一個蛋，現在已經成為常識，不僅是魚，連肉在餐桌上登場的機會也增加了。

但是，在一九五五年代的日本食，與現代相比，非常地簡陋。可是，從一九七五年代開始，迎向飽食時代。在泡沫經濟期時，美食旋風達到頂點。

均衡的飲食……，在此我認為應該算是一九六五年代的日本食。以飯和蔬菜為主，適度地攝取蛋、肉、魚……。「日本人都吃生魚」也許你會這麼說，但是先前敍述過，這麼做能夠避免攝取過多的脂肪，也是支持日本人長壽的要因之一。

但是，醃漬菜、味噌湯、醬油等，會導致鹽分攝取過多。這也是日本食的缺點。因此，因腦溢血而死亡的日本人較多，就是因為鹽分攝取過剩所造成的。

在一九六五年代，日本人的早餐不是麵包食，而是飯配上蛋、海苔和味噌湯。各位不要忘記了，在第八章曾經談到過，蛋是必須氨基酸供給源中的第一名。

47 膽固醇絕對不是對身體不好的東西

■膽固醇是重要的營養

在前章為各位介紹過，蛋白質是SOD等抗氧化物質的基礎。從一九五五年代開始，國人積極地攝取蛋、豆腐、納豆、魚以及肉，將蛋白質攝取到體內。的確是非常好的事情。

而最近，光吃蔬菜，誤以為蛋白質對身體不好，因此不吃肉，和女性為了達到減肥願望，認為肉是諸惡的根源，這種錯誤的說法到處橫行。

「膽固醇對身體不好啊！」也許你會提出反駁的理論，可是這是錯誤的說法。

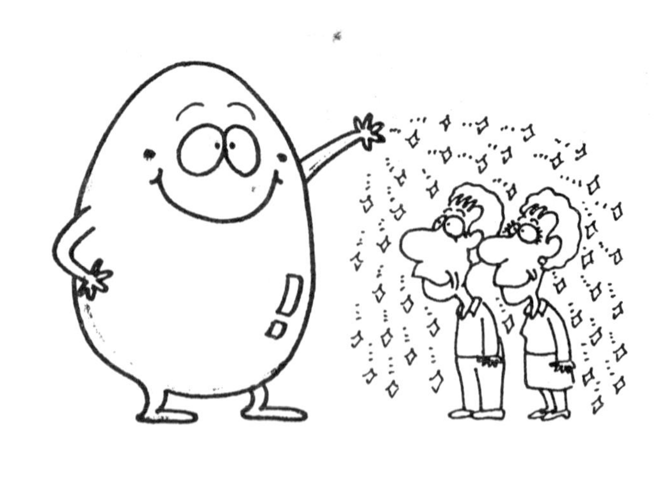

膽固醇在人體內具有重要的作用。也就是說，膽固醇對人類而言是重要的營養素之一。

■中年以後要積極攝取膽固醇

新陳代謝不可或缺的副腎皮質荷爾蒙，就是由膽固醇製造出來的。此外，膽汁酸這種分解脂肪所需要的消化液，也是以膽固醇為原料。人類六十兆個細胞膜是由卵磷脂製造出來的，而必須藉助膽固醇，才能夠加以補強，這一點各位不可以忘記。

人類的肝臟可以製造出膽固醇來。不過，生產量一天大約一公克，隨著年齡的增長，生產能力會衰退。因此，七十歲以上的高齡者，容易造成膽固醇缺乏，這一點一定要瞭解。

多攝取蔬菜，蔬菜中所含的食物纖維，會將多餘的膽固醇排出體外。

那麼，膽固醇一天攝取多少最為理想呢？大致說來，應該是〇・二～〇・五公克左右。以蛋而言，就是兩個。以此為標準，巧妙地攝取膽固醇吧！

48 即使吃蛋，也不會使膽固醇積存

■卵磷脂是膽固醇的附和者

關於膽固醇的重要性，在前項已經敘述過了。對膽固醇而言，重要的伙伴就是卵磷脂。在肝臟合成的膽固醇，要搬運到必要的場所，由卵磷脂負責運送。卵磷脂佔肝臟脂肪的百分之七十，腦的百分之四～五，對人類而言，是非常重要的物質。

卵磷脂可以在肝臟製造出來，在人體內的消耗量非常的大，和膽固醇同樣的，必須要由外部攝取。

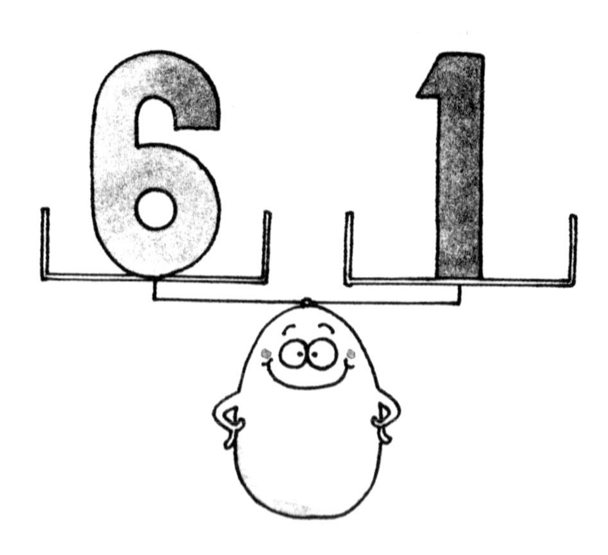

■蛋含有很多的卵磷脂，所以可以安心

卵磷脂還有另外一個重要的作用。就是「當血液中的卵磷脂濃度增高時，就能夠去除附著於動脈內壁的膽固醇」。在美國，有學者使用卵磷脂進行動脈硬化的治療。這位學者認為，血液中膽固醇和卵磷脂的比率應該以一•二比一，最為理想。

所以，均衡含有卵磷脂和膽固醇的食品是最好的。

這時登場的就是蛋。蛋的膽固醇和卵磷脂的比率為一比六。因此，如果說「吃蛋會積存膽固醇」，這是錯誤的說法。

那麼，為什麼膽固醇值會增加呢？普通的人由肝臟進行膽固醇量的調節，但是有的人基於遺傳體質，沒有辦法辦到這一點。這些人就必須自行調節膽固醇的供給量。

此外，熱量攝取過剩所造成的肥胖，或動物性食品攝取過剩等，都是原因。

在前章也敍述過，蛋含有理想的必須氨基酸，也含有豐富的成為抗氧化物質原料的良質蛋白質。

由以上的敍述，大家就可以瞭解到「積極吃蛋！」……這是維持健康的鐵則。此外，還要注意，蛋中也含有均衡的維他命和礦物質。

49　蛋是抗氧化物質的根源

■一定要每天吃蛋

「吃蛋會使膽固醇積存」——希望各位瞭解這是誤解。

蛋是良質蛋白質的集合體。線粒體在製造能量的時候產生的活性氧，能由SOD加以擊退。此外，負責防止紅血球氧化的酵素——谷胱甘肽過氧化物酶和細胞內的過氧化氫酶等抗氧化物質，也是由蛋白質所構成的。

為了避免自己的身體生銹，我們一定要充分補充良質蛋白質，增加體內的抗氧化物質才行。

因此，每天持續吃蛋，能夠保護你的身體免於活性氧的攻擊，也就是說，讓我們的身體不生銹。

■也含有豐富的蛋白質，蛋是營養素塊

抗氧化物質不只是蛋白質，還需要錳、銅、鋅、硒、鐵等礦物質。所幸蛋中含有豐富的礦物質。維他命E也是重要的抗氧化物質，而蛋中也含有豐富的維他命E。

蛋白中所含的蛋白質——白蛋白具有抑制活性氧作用的力量。

總之，「每天吃蛋，會使膽固醇積存，罹患成人病」……這是謊言。「每天吃蛋，可以除去活性氧，不容易罹患成人病」……這才是正解。

50 巧妙地攝取不飽和脂肪酸……

■光吃沙丁魚和秋刀魚會造成問題

「沙丁魚和秋刀魚吃得越多越健康」……這個說法的確存在。而理由到底是什麼呢？「青魚中含有不飽和脂肪酸，能夠降低膽固醇」……理由就在於此。

但是，我在先前說過「不飽和脂肪酸＋活性氧＝過氧化脂質」。過氧化脂質對人類而言非常有害，現在相信各位都已經明白了。

攝取沙丁魚和秋刀魚，也就是攝取不飽和脂肪酸，的確能夠降低膽固醇，有助於預防腦血栓等成人病。此外，DHA能使腦的功能艮好，防止異位性皮膚炎等。

但是，日本厚生省對於脂肪的攝取量，認為動物、植物、魚類的脂肪攝取量，應該是四比五比一的比例，才算是均衡的攝取量。也就是說，攝取太多高度不飽和脂肪酸在體內，會導致平衡失調。吃魚的時候，也要巧妙地搭配白肉魚，避免偏食才是最重要的。

51 瞭解不飽和脂肪酸

■DHA是高度不飽和脂肪酸

各位讀者也許聽過DHA吧！

DHA是二十二碳六烯酸，是高度不飽和脂肪酸。目前世界上的人研究DHA能夠使頭腦聰明。

受人歡迎的DHA錠劑和DHA商品大量上市。甚至在店頭還擺著含有DHA的奶粉和糖果等。

在此必須注意的，就是DHA是容易製造過氧化脂質的不飽和脂肪酸。如果是攝取存在於自然界的物質，當然不會造成問題。但是必須注意，維持在體內的平衡。

■零嘴和泡麵的過氧化物非常可怕

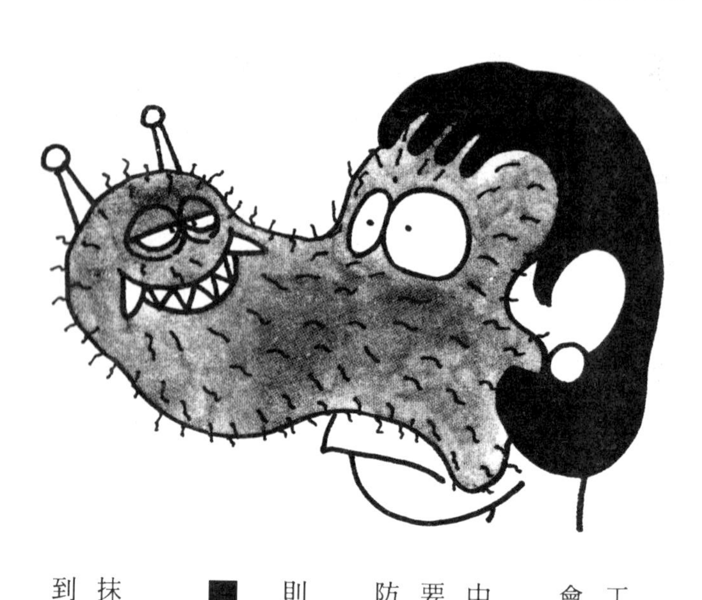

零嘴和泡麵的製造過程中，是需要用油炸的工程。也就是說，這些商品含有不飽和脂肪酸，會形成過氧化脂質。

在美國，頻頻報告出洋芋片和爆米花的氧化中毒事件。因此要求包裝容器要完全密封，商品要添加維他命E，或者是塡充氮，加入脫氧劑等防止其氧化。

但是，如果太過於老舊或者是密封處破裂，則需要注意。而開封後也要趕緊吃完。

■鯊魚油和馬油會使皮膚炎惡化嗎？

有人說「發生異位性皮膚炎時，肌膚上要塗抹鯊魚油和馬油，就可以了」。但是，對此我感到懷疑。塗抹於患部的不飽和脂肪酸，經由紫外線照射之後，會變成過氧化脂質，反而會使患部惡化。

不管是任何油脂塗抹在肌膚上時，都會暫時產生光澤，也許有人因此而受騙吧！含有能夠補充過氧化脂質的好成分……也許你會這麼想，但是沒有辦法進行冷靜的判斷，盲目信奉並不好。

52 最重要的是維他命E與C

■維他命E、C最好一併攝取

在第六章為各位敍述過，能夠有效除去活性氧的維他命，就是維他命E和維他命C。

維他命E是著名的防止老化的維他命，其抗氧化力，也就是防銹能力非常強。而與維他命E搭配非常適合的就是維他命C。維他命E與活性氧作戰時，電子被奪走，而維他命C則能夠將自己的電子交給維他命E，使維他命E重新成為抗氧化物質。那麼，含有豐富的維他

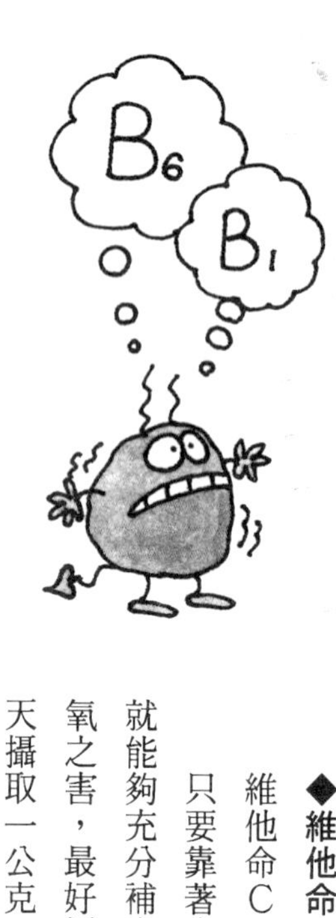

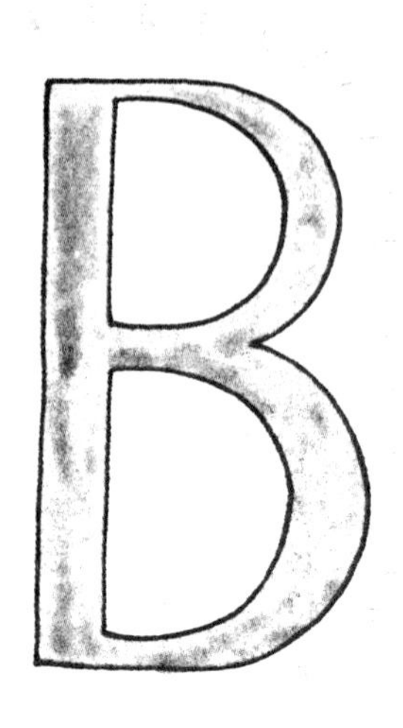

命E和維他命C的食品是什麼呢？

◆維他命E

首先要列舉的就是胚芽油。除此之外，還有杏仁和堅果、蛋、肝臟等，不過含有量都比較少。

人類一天所需的維他命E約為八毫克。靠著每天的飲食就能夠充分攝取，不過最好能夠併用維他命劑等輔助食品，保護自身免於活性氧之害。

◆維他命C

維他命C一天的必要量為五十毫克。

只要靠著水果、蔬菜，早、中、晚好好攝取，就能夠充分補充。但是，如果要保護自身免於活性氧之害，最好攝取幾倍的量。併用維他命劑等，一天攝取一公克。

不要忘記攝取成為後方支援部隊的維他命B群等

維他命E和維他命C是重要的抗氧化物質，除了兩者之外，還有具有抗氧化力的維他命存在。

首先就是維他命B_2，能夠對抗活性氧之一的單線氧。此外，維他命B_1和維他命B_6則能有效地去除氫氧游離基。

含有維他命B_1的食品是大麥、小麥、栗子、南瓜子、小紅豆、肝臟、牡蠣、西洋芹、鹹鮭魚子、八目鰻……。

B_2含量豐富的食品則是小麥胚芽、蕎麥、納豆、榎如果、鰻魚肝臟、鱈魚子、鹹鮭魚子、牡蠣、肝臟、蛋、菠菜、蘿蔔葉……。

B_6含量豐富的食品是糙米、白米、麵粉、大豆、菜豆、肝臟、魚蛋、小黃瓜、馬鈴薯、菠菜、西洋芹、蘆筍。

53 飲食生活中，巧妙搭配維他命劑

■豐富飲食生活，一定要使用維他命劑

從蔬菜水果中攝取維他命時，必須要注意的，就是盡可能每天要吃新鮮的蔬菜水果。最理想的是低農藥的蔬菜或水果。想要補充營養素，結果卻將含有農藥的有害物質，大量攝取到體內，這是本末倒置的作法。

在前項中說過「可以活用維他命劑等輔助食品，就能充分攝取到維他命」。而現在，掀起旋風的維他命劑非常暢銷。

的確，「從食物中攝取維他命」……為第一原則。化學合成維他命，人體很難加以吸收。因此，如果認為「只要投與維他命劑，就算飲食簡陋也不要緊」，這是錯誤的想法。

但是，光靠飲食想要攝取到足夠的維他命，也是不可能的。早、中、晚要吃大量的蔬菜水果，根本就辦不到。這麼做的話，就會使用餐成為好像工作一樣，沒有辦法享受每天的飲

食生活之樂，反而會成為一種痛苦。

■攝取維他命的秘訣，是要分幾次攝取

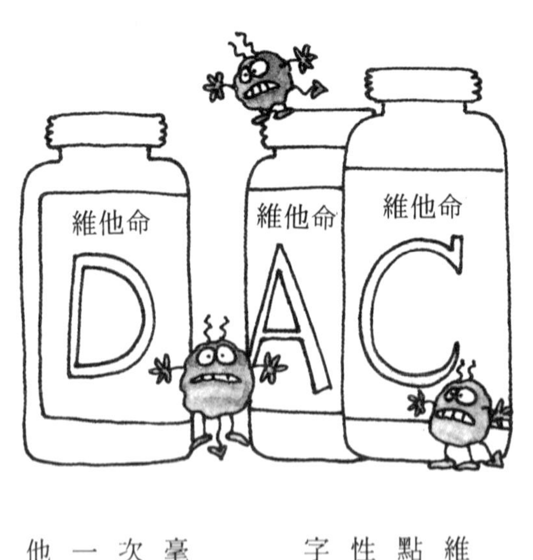

日本厚生省和WHO公開發表一天應該攝取的維他命量。但是，這不是基於「對抗活性氧」的觀點而提出的建議。因此，對於想要保護自身免於活性氧的攻擊，而導致身體生銹的讀者而言，這些數字距離理想的標準，還太低了。

因此，一定要積極地活用維他命劑等輔助食品。

攝取維他命劑的注意點，例如，維他命C一千毫克的含有量的標示。由於我們的身體沒有辦法一次大量接受維他命，因此，一千毫克的維他命C，一天只吃一次的話，還比不上將含有三百毫克的維他命C，分早、中、晚三次來吃較有效。

大量攝取維他命會產生副作用，像維他命A和維他命D攝取過多，反而對身體有害。所以維他命劑也有服用量的標示，只要遵守標示，就沒有問題了。

54　日常生活與維他命

■把攝取維他命當成是一種生活型態

先前已經敍述過，維他命應該分為一天三次來攝取。另外一點是在就寢前服用維他命劑，才能夠有效地去除活性氧。

那麽，「配合日常生活變化，該如何攝取維他命呢？」在此為各位說明一下。

◆吃了油膩的食品或甜食之後

「烤魚或者是油炸食品、零嘴、泡麵都不要吃！」我並不是這麽說，還是應該要享受飲食之樂。可是，必須實踐「吃自己想吃的東西」。如果說「那也不能吃，這也不能吃」的話

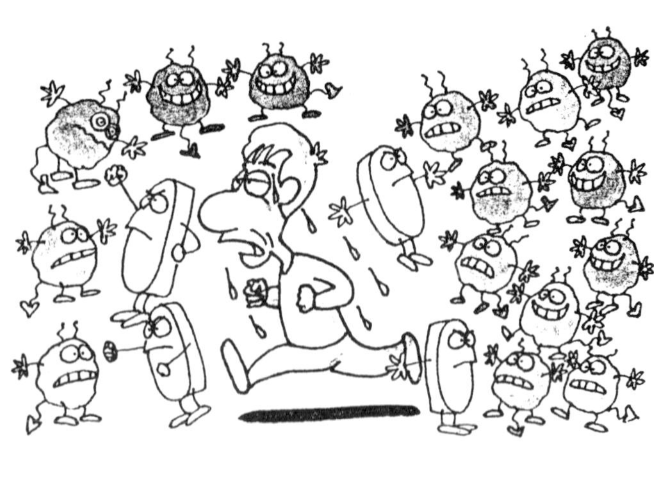

，那麼飲食就變成一種單純的勞動了。

可是，為了達到暫時的滿足，而攝取太多的不飽和脂肪酸，也沒有好處。所以「在快樂中建立規律」，應該是重視健康型飲食生活的基本。同時，吃了油膩食品後，養成多補充維他命的習慣。

此外，吃了零嘴等甜點，會減弱抗氧化物質的作用。吃太多甜食時，也要積極地攝取維他命。

◆**配合運動量調整維他命量**

過度運動對身體不好，會增加氧的消耗量，而且會使體內的活性氧增加。但是，並不是說「所有的運動都不能做！」運動也是人生中的重要樂事之一。

在此建議則是運動，尤其是進行運動量較大的劇烈運動前後，要增加維他命的攝取量。

此外，當紫外線的量增加的夏天，也要多攝取維他命。

◆服用感冒藥時，一併攝取維他命劑

在我們服用感冒藥的時候，肝臟會分泌出細胞色素P四五〇酵素，進行藥物的分解。問題在於，這時候會產生大量的活性氧，可以用維他命來加以補救。所以，重點就是在服用感冒藥時，也要一併服用維他命劑。

55 維他命A可由胡蘿蔔素中攝取

■胡蘿蔔素具有良好的抗癌力

近年來，掀起黃綠色蔬菜旋風。含有胡蘿蔔和西洋芹的果菜汁非常暢銷。這是因為胡蘿蔔素的抗癌力嶄露頭角所致。

胡蘿蔔素進入人體之後，會變化為維他命A，多餘的部分則會蓄積在體內。必要的時候

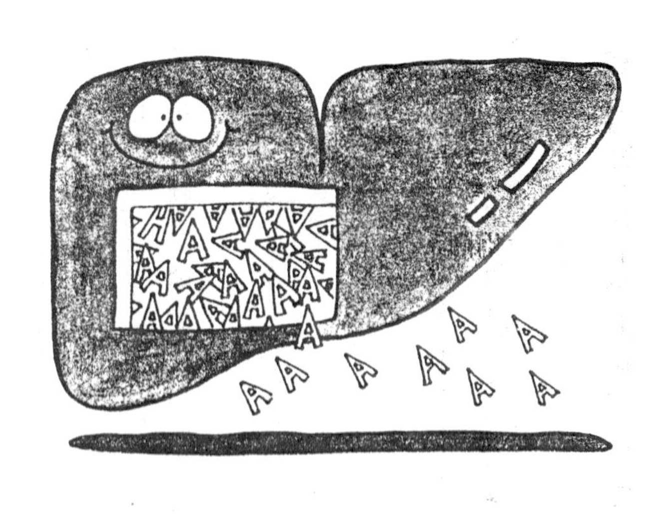

，就只會將必要的部分變為維他命A。

但是胡蘿蔔素分為α—胡蘿蔔素和β—胡蘿蔔素兩種。兩者的分子構造不同，但是，同樣的具有抗癌力。不過抗癌力，也就是說修復癌細胞的力量，以α—胡蘿蔔素較佳。

■不必擔心過剩攝取的問題，這是胡蘿蔔素的魅力

在第六章為各位介紹過，胡蘿蔔素具有非常優秀的抗氧化物質作用。

但是，先前敍述過，維他命A攝取過剩，對人體而言是有害的行為。像肉和魚裡面所含的動物性維他命A，攝取過多時，會讓人感覺嘔心。這時可以想到的就是胡蘿蔔素。

我再說一次，胡蘿蔔素不會蓄積在肝臟。當體內缺乏維他命A時，只會將必要量轉換為維他命A。更可喜的現象就是，胡蘿蔔素即使過剩攝取，也不會有害。

因此，讓胡蘿蔔素蓄積在肝臟內，就不會導致維他命A缺乏，也就是說，就有維他命A這種抗氧化物質，隨時在體內待命（嚴格說起來，胡蘿蔔素是變為維他命A的抗氧化物質）。

維他命A一天攝取量的標準，為了具有抗氧化能力，應該攝取五千IU。像蒲燒鰻一百公克中，就含有五千IU的量。在其他各種食品中，也可以大量攝取胡蘿蔔素。標準的攝取量，一天大約為三十毫克。相當於四、五根胡蘿蔔的量。

56 胡蘿蔔素的高明攝取法

■胡蘿蔔素的攝取可以併用錠劑

我們人類一天所需的胡蘿蔔素的量（三十毫克），由食品中攝取並不困難。但是，和維他命同樣的，如果不是具有計劃性的飲食生活，恐怕無法實現這個理想。

例如，看完本書的讀者，可能會想「好！明天開始訂立計劃，光從飲食中攝取維他命與胡蘿蔔素！」也許過了兩、三天後就覺得厭煩了。這種不具有持續性的作法，沒有任何的意義。

因此，要攝取胡蘿蔔素，也應該積極併用錠劑，才能夠順利地實行下去。但是，必須注意的一點就是「選擇由天然素材製造出來的錠劑」。對維他命而言，也是如此。我再說一次，化學合成品的缺點，就是體內沒有辦法好好地吸收。

在次頁中為各位列舉，胡蘿蔔素含有量較多的食品。相信各位可以再次確認海苔的魅力。先前所敘述的蛋也不錯，海苔也很好，在傳統早餐上登場的食品，真的是非常優良的營養素。

●主要海藻、黃綠色蔬菜的胡蘿蔔素含有量（可食部100公克中）

甜海苔	25000	艾草（煮過）	4100
五香海苔	24000	韮菜（煮過）	4000
調味海苔	22000	水前寺海苔	3800
青海苔	22000	菠菜（煮過）	3600
岩海苔	22000	菠菜（生）	3100
海帶芽	8700	蘿蔔葉（煮過）	3400
紫蘇葉	8700	乾燥海帶芽	3300
胡蘿蔔（水煮）	8300	石花菜	3000
荷蘭芹	7500	紫蘇子	2800
胡蘿蔔（生）	7300	芥菜（鹽煮）	2500
乾海苔	6700	青江菜（煮過）	2300
落葵（煮過）	5900	蕪菁葉（煮過）	1900
雞兒腸葉	5600	水田芥	1800
辣椒葉	5600	京菜	1300
小油菜（煮過）	5100	冬蔥	900
茼蒿（煮過）	4600		

單位kg

57　重新評估傳統的早餐

早餐要吃煮蛋或煎荷包蛋

國人的飲食生活逐漸傾向於歐美型，這是衆所周知的事實。尤其關於早餐，簡便的麵包食滲透到民間。在辦公大樓林立街道的餐廳裡，一手拿著報紙，一手拿著吐司或咖啡，煮蛋或煎的荷包蛋，再搭配生菜沙拉的上班族，經常可見。

現在就從補給抗氧化物質的觀點，來探討一下歐美型的早餐吧！

首先列舉的就是煮蛋或煎荷包蛋。蛋是成為抗氧化物質根源的良質蛋白質，同時也含有豐富的維他命與礦物質。

其次是生菜沙拉，在餐廳的早餐套餐裡，能夠吃到少量的生菜沙拉，但是光靠這一點的量還不夠。

也許很多人會覺得意外，咖啡也是值得評價的對象。咖啡所含的類黃酮以及蛋白黑素，具備了一些抗氧化力，也就是「防銹力」。

而吐司麵包加上花生醬，就可以攝取到銅、鋅和錳。

■在傳統早餐上下工夫

再看看傳統的早餐，以生蛋、納豆、海苔、味噌湯為主食，有時加上烤魚或燙青菜。抗氧化物質供給源的第一名就是蛋。

海苔中胡蘿蔔素的含有量，值得給與充分的評價。此外，味噌湯中也含有蛋白黑素。

另外，像鰺魚等烤魚，含有不飽和脂肪酸，但是也含有豐富的維他命E，具有重要的蛋白質補給源的作用。

在此，重要的就是與烤魚搭配，放在餐桌上的燙菠菜，一定要每天吃。菠菜的礦物質和維他命C的含有量非常多。最理想的方法是撒上一些芝麻再吃。芝麻中所含的芝麻醇也是抗氧化物質。

此外，飯後喝的綠茶，含有第六章為各位敍述過的抗氧化物質兒茶素。但是，用滾水沖泡時，兒茶素會黏在一起無法被吸收，這一點一定要注意。

58 類黃酮和泛醌也要攝取

■類黃酮能有效地防止癡呆

談到抗氧化物質，不可以忘記的就是類黃酮。類黃酮藉著給與活性氧電子，而發揮抗氧化的作用。被奪走電子後，能夠藉著維他命C而得到電子，再度復活為抗氧化物質。

植物葉中含量豐富的色素就是類黃酮，在食品中比較大眾化的就是水果皮和種子。像橘子、檸檬等柑橘類的果肉部分。大豆、小藍莓、食用菊、啤酒、咖啡、葡萄酒等。還有就是蕎麥。以前基於能夠鞏固血管的作用，因此蕎麥曾經備受矚目，這就是因為蕎麥中所含的類黃酮的功績。但是，最優良的抗氧化物質則是銀杏葉……。

銀杏葉中所含的類黃酮，在葉由綠轉黃時含有豐富的類黃酮。銀杏葉的類黃酮能夠擴張血管，根據報告，具有防止癡呆的效果。抗氧化物質以及調整血管等兩大優點，在銀杏葉中都有。

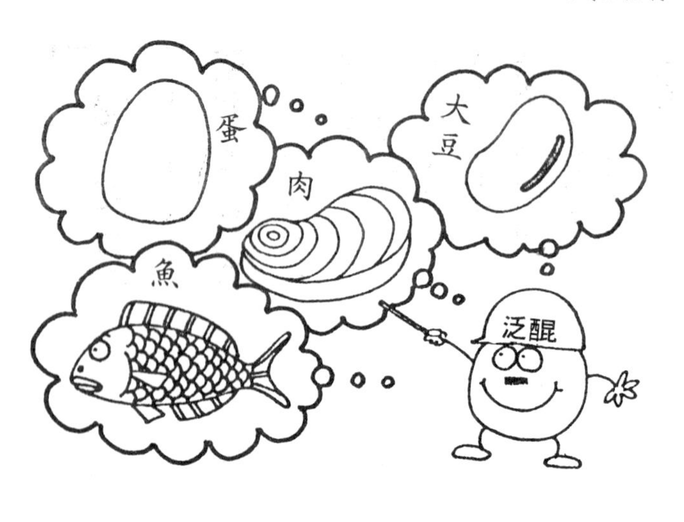

銀杏葉不可能當成食品擺在餐桌上。但是，在歐洲已經製成醫藥品，而在日本則當成機能性食品銷售。

■泛醌是可以在體內製造出來的抗氧化物質

維他命是低分子抗氧化劑，在人體內不能夠製造出來。但是卻有例外的存在。就是維他命B群中的煙酸以及泛酸、泛醌。

泛醌也是抗氧化物質。而它真正的工作，是在線粒體內負責生產能量，也就是廠長。當體內泛醌缺乏之時，身體就會倦怠、手腳浮腫、肩膀痠痛。

泛醌在肉、魚、蛋、大豆中都有，可以由食物中攝取，到藥局也可以買到泛醌製劑。

59　瞭解油

■要檢查花生和麵的製造日期

吃太多含有豐富不飽和脂肪酸的食品，在體內會增加活性氧的餌食……在先前已經說過好幾次了。不飽和脂肪酸會變化為過氧化脂質的食品，絕對不要吃。

在此列舉應該要注意的食物代表例，就是前章介紹的花生。我再說一次，花生含有會將不飽和脂肪酸變為過氧化脂質的酵素。盡可能要吃新鮮的花生。

放入塑膠袋裡的花生醬或者是柿花生，開封之後要盡早吃完。同樣的，對於洋芋片和速食麵而言，也是如此。

關於烤魚，已經烤好擺在那兒賣的魚，買了以後要盡早吃掉。包括烤魚在內，含有不飽和脂肪酸的食品，全都不能夠直接照射陽光。因為紫外線會形成過氧化脂質。因此，擺在店頭，在陽光照射下陳列的東西，絕對不要吃。

■最好選擇芝麻油

料理中使用的油，因為亞麻油酸對身體很好，所以植物油才盛行一時。但是，植物油是不飽和脂肪酸所構成的。反覆使用的話會逐漸變黑，這就證明不飽和脂肪酸變成過氧化脂質了。

具有這種弱點的植物油當中，一定要使用芝麻油。

芝麻油即使重複使用，也具有不容易氧化的優點。與大豆油相比，發黑的速度相當慢。而芝麻油中所含的芝麻醇物質。具有抗氧化力。

因此，油中混合芝麻油是比較理想的作法。如果在外面吃東西時，點了炸排骨或是油炸食品來吃，聞到氧化臭味時必須要注意。像一些老字號的一流店中的食物吃起來美味，就是使用了良質油來製造的。

第十章

不使你生銹的生活術

60 請戒煙吧！

■無法缺少煙的生活，會使你的肺變成黑色

各位讀者中，也許有人喜歡抽煙。我想問這些人「煙真的味道很好嗎？」……。也許答案是否定的。一天抽幾十根煙當中，我想讓你感覺到「味道很好的」，大概只有一、兩根吧！

那麼，為什麼味道不好的煙，還是有很多人拼命地抽呢？

仔細詢問，原來答案是「不抽煙會覺得嘴邊和手邊很寂寞」。總之，愛抽煙的人大都是為了打發時間而抽煙。此外，也有人回答是「為了緩和情緒」。當然，消除壓力的手段之一就是抽煙，像有的人會罹患酒精依賴症，而有的人則會罹患煙依賴症。

在煙中不僅含有尼古丁、焦油，同時也含有苯并芘、酚、一氧化碳、亞硝基胺、過氧化氫等，對我們身體有害的物質。我再說一次，吸煙只不過是將毒大量吸入體內而已，沒有其他的好處。喜歡抽煙的你，你的肺中充滿了毒素！

還有，要注意煙中含有過氧化氫。過氧化氫就是活性氧。煙會致癌的最大原因，就是過氧化氫所造成的。

■活性氧會破壞肺

煙本身含有活性氧，所以「吸煙＝吸入活性氧」。但是不只如此而已，吸煙也會使體內產生活性氧。

像焦油這些黏性物質侵入體內時，身體會產生大量的活性氧，來溶解這些物質，然後加以排出。而多餘的活性氧則會損害肺壁。在其延長線上，存在著肺癌。

此外，煙也會大量破壞維他命C。「愛抽煙的人要積極補充維他命C！」的理由就在於此。維他命C是抗氧化物質。而吸煙，在體內會增加活性氧，會減少對抗活性氧的抗氧化物質，的確是非常可怕的行為。

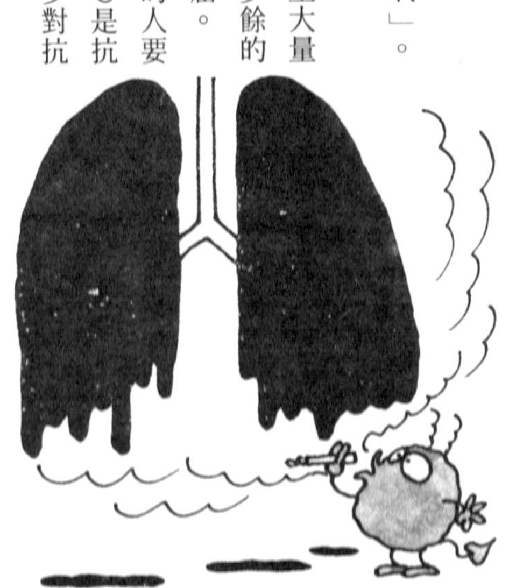

61 吸煙是殺人罪

吸煙是殺人行為

「雖然煙對身體不好，但沒辦法戒煙啊！」……還是有些頑固的愛煙家會這麼說。對於這些人，我不會勉強要你戒煙。你喜歡抽多少就抽多少好了，希望你得肺癌。

但是，我希望這些愛煙家們，不要讓你的抽煙行為，對周圍的人形成困擾。甚至連愛煙家也會說「吸他人的煙，感覺很不舒服」。所以香煙的煙，對於吸煙本人以外的其他人而言，實在是一大困擾。

他人所吸的煙，令人感覺不舒服，對不抽煙的人而言，的確是很不愉快的事情。而最討厭的就是必須抽二手煙。平常在意健康的身體，卻被不在意健康的老煙槍的煙損害，這不僅是一種困擾，而是一種大困擾，甚至可以算是一種殺人行為。尤其懷孕的女性一旦吸煙時，同時殺死二人（母親和腹中的胎兒）。所以，不但要嚴格禁止，而且應該還要給與刑罰處置。

■減少吸煙的根數，成為與煙好好相處的人

戒煙必須由堅強的意志來進行。有人說吃戒煙糖可以戒煙，但是，意志堅強的人，不需要這些代用手段也能夠戒煙。

如果真的想抽煙的話，那麼至少要減少抽煙的根數。

愛煙家們抽煙的關鍵之一是「抽煙看起來很瀟灑」。而這個「瀟灑」，應該是偶爾抽煙才會有這樣的感覺。如果一直拼命地抽煙，就沒有這種感覺了。埋首於工作中幾小時，然後稍微喘息一下，抽一根煙。這時的一根煙會讓你覺得非常地珍貴。慢慢地、慢慢地品嘗……。

例如，一直瞪著個人電腦，口中叼根香煙的香煙族的姿態，請各位想一想，真的是非常難看哪！在煙灰缸中堆積如山的煙蒂，衣服和頭髮都充滿煙臭味。的確是覺得非常骯髒。

在此，我的建議則是要設定「上午不吸煙」或「走路時不吸煙」等等的目標，逐漸減少抽煙的根數。

各位老煙槍們，請你們朝向讓抽煙的姿勢，成為美麗圖畫的目標前進吧！

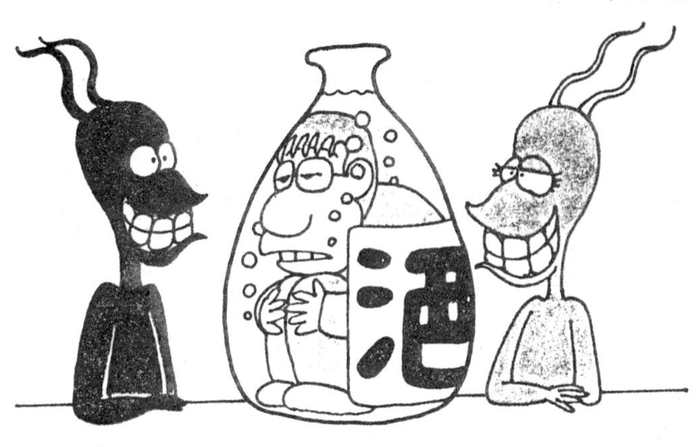

62 喝酒要適可而止

消除壓力的酒，百害而無一利

和抽煙同樣的，現代人的壓力消除法之一，就是飲酒。在第二章中已經敍述過，飲酒本身對身體不好。細胞色素酶四五〇P酵素在分解儲存於肝臟的乙醇時，就會產生活性氧。這是肝炎的原因。

此外，飲酒時，覺得肚子飽飽的，所以對飲食生活也會造成不良影響。會導致營養平衡破壞，你體內的抗氧化物質會減少。

工作結束以後，和同事們喝點酒、消除疲勞，的確非常好。這樣的喝酒是快樂的喝酒。但是，平常將喝酒當成不平不滿的發洩，連日喝悶酒的人非常多。後者，是必須要立刻中止的飲酒法。

喝酒和抽煙同樣的，要適度地享受，必須要有自制心。同時除了喝酒以外，還有一些更快樂的事情，例如，擁有一些興趣，享受個人電腦通訊、網路等各種情報之樂，或者是閱讀……。這些興趣都是具有建設性的，對於你的將來，更會有好的作用。

總之，一定要趕緊捨棄「酒是百藥之長」的想法。

63 你知道嗎？運動對身體不好

■運動會大量吸入氧

過度激烈的運動會使得「成為活性氧根源的氧大量吸入體內，對身體並不好」。這是使用老鼠的動物實驗證明的事實。此外，氧濃度非常高的房內所飼養的老鼠，通常壽命較短。

包括人類在內，動物在氧濃度大約百分之二十左右的地方，能夠生存。而最近攜帶用的

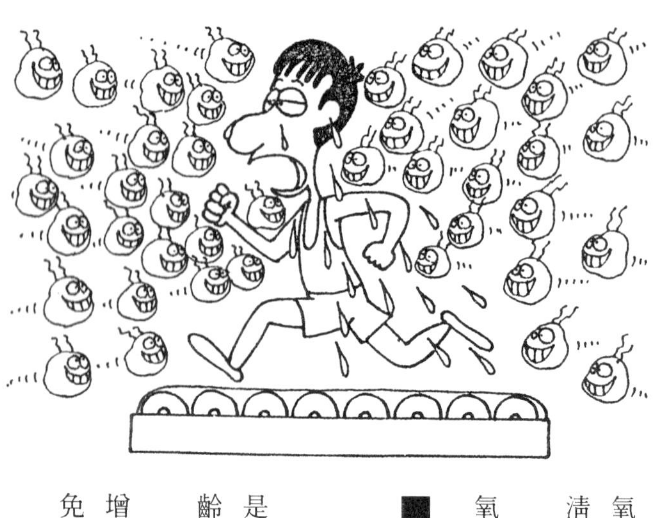

氧氣筒非常暢銷，因為要熬夜，採用吸入氧氣讓頭腦清晰的行為掀起了旋風，但是這是非常危險的作法。

總之，各位一定要認識「運動是會增加體內活性氧的行為」。

■中高年齡層以後做輕鬆的運動，絕對要避免一決勝敗的競技

到了中高年齡層以後，對抗活性氧的能力，也就是「防銹力」不斷地衰退，因此，要考慮適合自己年齡的運動。

年輕時稍微從事一些劇烈運動，體內的活性氧會增加，但是有「防銹力」能夠發揮威力，所以能夠避免體內生銹。

可是到了中高年齡層以後，則另當別論了。可以

用飲食生活來彌補「防銹」能力的減退，也就是說，可以補充減少的抗氧化物質。但是，當然沒有辦法恢復到「與年輕時同樣的程度」。

因此，即使攝取良質蛋白質，或維他命、胡蘿蔔素等，但中高年齡層如果每天早上慢跑，或者是進行有氧運動，使自己呼吸困難，這些都是損傷身體的行為，換言之，都會使得體內生銹。

因此，中高年齡層以後，要享受輕度運動之樂。

伴隨壓力的運動，即使運動量較低，也不好。最好的例子，就是打高爾夫球。高爾夫球本身是輕度的運動。

但是問題在於「會造成壓力積存」。因為高爾夫球必須要經常注意自己的分數來打擊，所以如果是急躁的人，或者是好勝心較強的人，會造成極大的壓力。

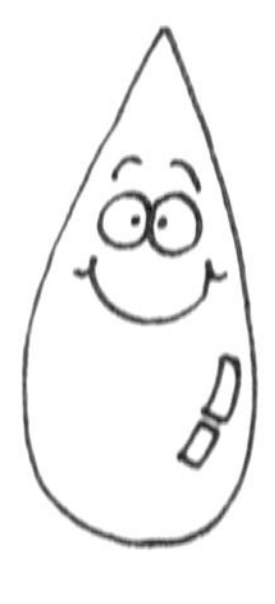

64 運動不足＝肥胖是誤解

■中高年齡層以後，要徹底實行吃八分飽的行為

「可是，不運動會發胖啊……」也許各位讀者會這麼想。尤其是女性，到游泳教室或去跳有氧舞蹈，第一目的就是為了要減肥。

但是，「運動不足會導致肥胖」這種說法，嚴格說起來，是錯誤的。

肥胖的根源並不是因為運動不足，而是因為熱量攝取過剩，也就是吃得太多所造成的。

主婦大都肥胖，而且原因並不是因為運動不足，而是有空的時候，就會喝茶、吃點點心等，過食而導致脂肪積存。因此，她們才會趕緊想要藉著游泳、舞蹈或者是跳爵士舞來去除多餘的脂肪。

因此，只要避免過食，就不用進行會對身體造成危險的，使呼吸困難的運動了。

「防銹力」減退，也就是說，不能夠進行過度劇烈運動的中高年齡層，要盡可能減少熱

量消耗量，所以一定要嚴守「均衡的飲食，吃八分飽」的原則。

65 何謂適度的運動量？

■走路對中高年齡層而言是最適合的運動

對中高年齡層的人而言，最好的運動就是不用擔心活性氧會增加的運動，為各位介紹一下。

首先就是走路。用比普通步行速度更快一點的速度去走。標準的走路，就是一百公尺花一分鐘走完。

走路的重點是：①用較大的步伐走、②腳跟先著地、③挺直背肌和腰、④稍微注視遠方來走、⑤手肘大幅度擺動，成直角彎曲……等五項。而且重點是要持續十五分鐘。

因此，「每隔一天在回家後，養成走路散步三十分鐘的習慣」，這樣就ＯＫ了！絕對不要去想「每天早上慢跑！」

此外，受女性歡迎的有氧舞蹈和爵士舞，如果在較短的時間內進行，也沒有問題。

但是，為了減肥而持續較長時間，是絕對要避免的行為。總之「想吃什麼就拼命地吃，為了去除多餘的脂肪，而進行過度劇烈的運動」，這種作法是非常危險而愚蠢的行為。

■避免直射陽光及氮氧化物

在走路時，還有兩點必須注意的事項：

首先，要儘量避免在陽光的直射下走路。關於紫外線的可怕，第二章已經敘述過了。所以嚴禁在白天，一邊曬太陽，一邊在外面走路的行為。

第二，在交通量較大的場所。例如，沿著國道的路線

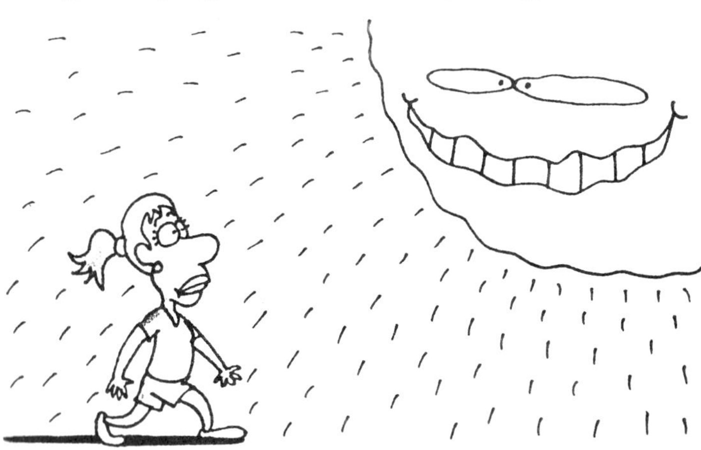

，是絕對要避免的。因為排放廢氣等的氮氧化物，會使人體內的活性氧增加。即使租金便宜，也絕對不要住在國道附近，或者是排放黑煙的工廠附近的公寓或大廈。

66　極力避免紫外線

■極力避免毫無意義的外出

紫外線會破壞肌膚的水分，使活性氧發生。在第二章已經為各位敍述過了。

現在臭氧層的破壞，成為全世界共通的嚴重問題。包括中國在內，亞洲諸國產業化急速進展，今後將會使臭氧層的破壞更加速進行。我們人類必須要沐浴在紫外線這種殺人光線中生活。可能今後皮膚癌的患者，會以地球性的規模增加。

總之，環境破壞是沒有辦法以個人的力量補救的。因此，我們庶民能夠做到的就是「努力保護自己的安全」……。

免於紫外線的攻擊，重點就是極力避免在日光下外出。當然，盛夏時節在海邊或是游泳池曬身體等的行為，也要適可而止。

當然適度的日光浴，對防止佝僂病而言是很重要的。但是，到附近去買買東西或通勤時走在外面，曬曬太陽就可以了。因此，不必下意識地享受日光浴。

■打網球要穿長袖的運動服，UV化妝品的效果不彰

但是，並不是說要各位「一整天都待在家中」。營業員必須在外奔波也是他的工作，像網球或高爾夫球等大衆化的運動，也必須在屋外享受。

具體的紫外線對策法，首先就是要避免會曬到太陽的地方。外出時要選擇陰涼處步行。此外，從事高爾夫球或網球等運動，一定要面對陽光時，記得要戴帽子、穿著長袖的運動服。最好是在頸部裹上毛巾。據說在豔陽天下工

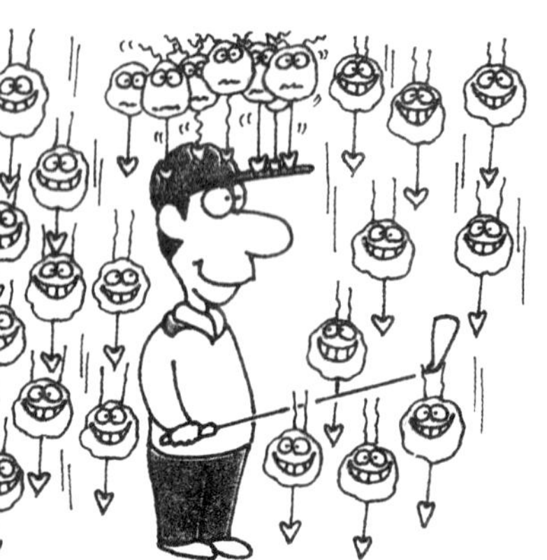

作的農夫們，因為彎腰工作，容易直射到陽光的頸部，較容易發生皮膚癌。

此外，還有UV遮斷化妝品，效果僅限於短時間而已，不要過度地期待。

現在，不斷叫嚷著環境破壞，但是還是有很多人對於紫外線的可怕掉以輕心。遺憾的是，也許不久的將來，「一整天待在房間裡面不健康」的社會觀念，可能會瓦解。

我不希望遭到各位這樣的誤解，因為曬太陽並不全都是不好的事情。但是，一定要避免強烈的日光直接曬到皮膚。

為了創造強健的骨骼，一天做三十分鐘的日光浴，是重要的習慣。

67　維持必要最低限度的X光檢查

■X光檢查非常危險，不要忘記這一點

X光檢查的可怕，在第二章已經為各位介紹過了。

再說一次，X光檢查就好像在身體旁邊的小型原子彈爆炸一樣。放射線穿透身體時，會產生大量的活性氧。

公司定期檢診，每半年做一次X光檢查的話，沒有問題，但是過度掉以輕心，接受透視鏡檢查，則是必須要考慮的事了。如果一定要接受X光檢查的話，在幾天以前就要多吃一些含有抗氧化物質的食品，好好採取防衛體制。

■不做X光檢查，做胃鏡檢查

像癌症等成人病，為了早期發現，X光檢查是有效的手段。因此，如果「拒絕接受X光檢查」，把現代醫學當成敵人，可能會遭受醫生的嫌惡。

因此，接受X光檢查的次數要控制在必要最低限度

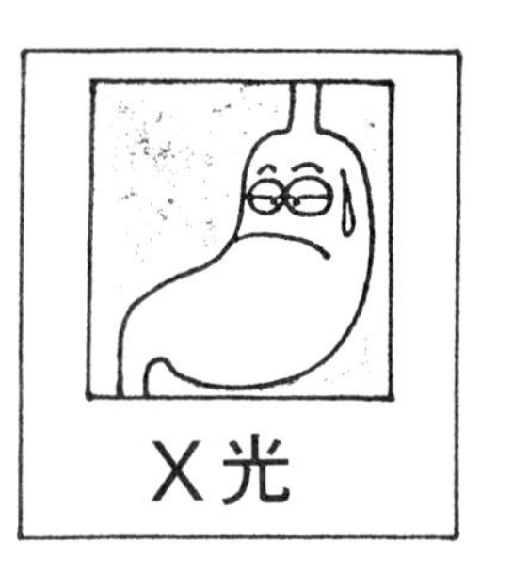

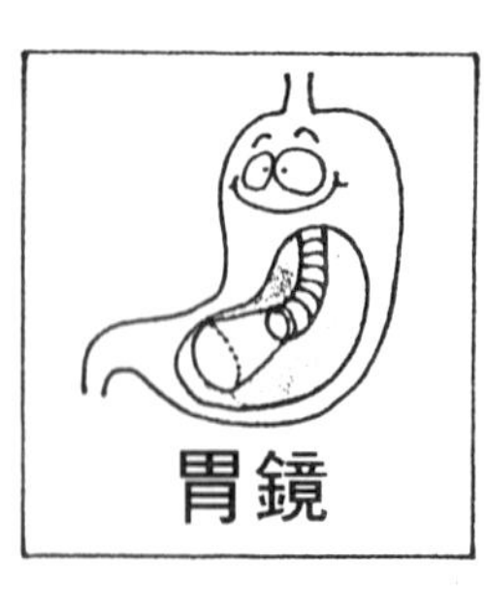

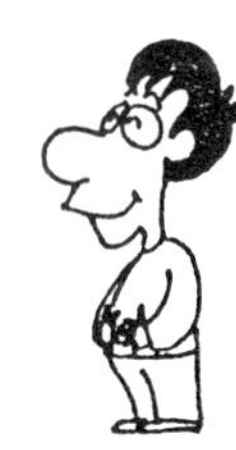

。首先最好是「不要以輕鬆的心情接受X光檢查！」因為X光檢查會產生大量的活性氧，最惡劣的情形是，可能會損傷我們細胞核的DNA。

另外，也可以利用胃鏡檢查來代替X光檢查。胃鏡檢查對於接受檢查者而言，的確是會產生痛苦的檢查。不過，比起X光檢查而言，發現患部的能力更佳。而且，對身體而言比較安全。

如果做X光檢查發現可疑的部分時，接下來的階段還是要做胃鏡檢查，因此，如果一開始就呑胃鏡，可能比較好。

68 微波爐或個人電腦、攜帶型電話的電磁波

■不要靠近微波爐

家電製品和OA機器所產生的電磁波，也是致癌的原因。

電磁波因為周波數的不同，可分為γ射線、X光、紫外線、電波等。這些電波方面，波長較長，能量較弱，因此一般人認為對人體無害。但是，隨著OA化和高科技化的進步，在生活當中，到處流竄著電磁波，因此，我們不能再說電波無害了……相信很多人也有這樣的懷疑。在美國使用攜帶型電話，因為其電波而引起白內障的訴訟事件，都曾經出現。現在還無法證明其因果關係，但是，身邊的電波的確潛藏著一些危險。

特別需要注意的就是微波爐的使用。使用微波爐時絕對不要站在它的旁邊。因為微波爐加熱所發出的電磁波範圍非常廣泛，盡可能在調理結束之前，都要遠離它。

此外，像電視、個人電腦、文字處理機、電視遊樂器以及攜帶型電話等，都會產生電磁波。

在活性氧發生的場所，一旦照射電磁波時，就會使得活性氧產生暴動。我們人類藉著家電製品的力量，而過著舒適的生活，節省了許多的時間。

紫外線和電磁波增大的損害，隨著今後皮膚癌發生率的增加，相信就更趨明朗化了。

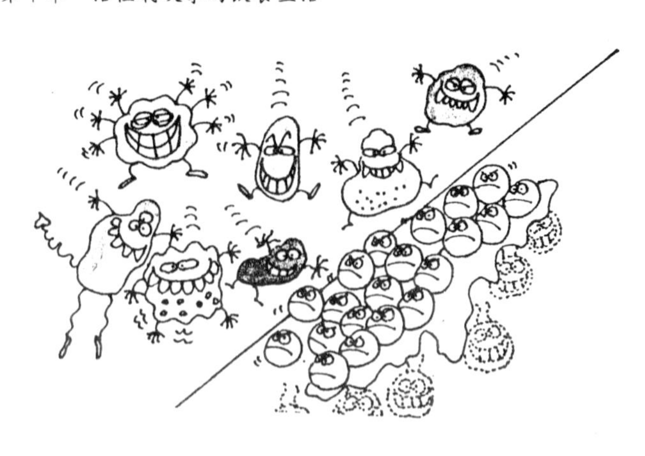

69　不要忽略小傷

傷口是活性氧發生的場所

一些小小的割傷或擦傷是家常便飯。但是必須注意的就是「即使是小傷，也要趕緊治療」。為什麼呢？因為會發炎的場所，就會產生大量的活性氧。

細菌和病毒從傷口侵入時，由白血球給與迎頭痛擊。白血球的武器就是活性氧。活性氧在人體內，不見得只會做壞事，它也有雙重性格。

但是，不要因此而沾沾自喜。白血球為了擊退細菌和病毒，會吹入過多的活性氧。所以，傷口周圍的細胞也會受損。因此，即使是小傷也要趕緊治療。

■傷口出現以後，就要趕緊補給維他命C

能夠有效使傷口迅速痊癒的就是維他命C的攝取。理由就是，要使細胞復活需要維他命C。細胞大部分是由蛋白質所構成的，而其中存在著一種使細胞互相結合的膠原蛋白物質，這種物質的生成需要維他命C。

因此，受傷了以後，一定要積極地補給維他命C。

維他命C是抗氧化物質，同時也能防止活性氧所引起的損害，具有許多優點。

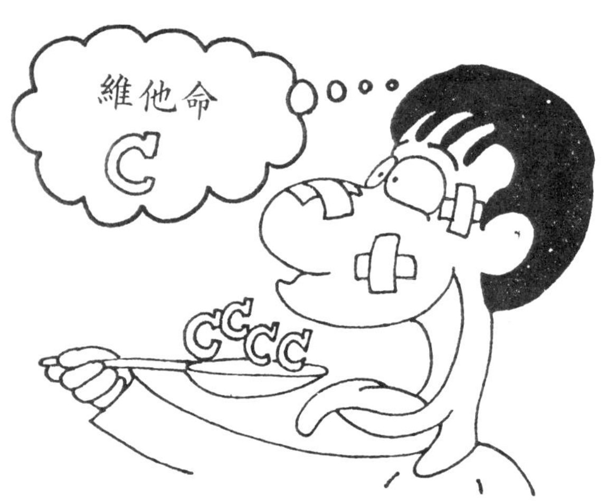

70 大家一起來遏止環境的惡化

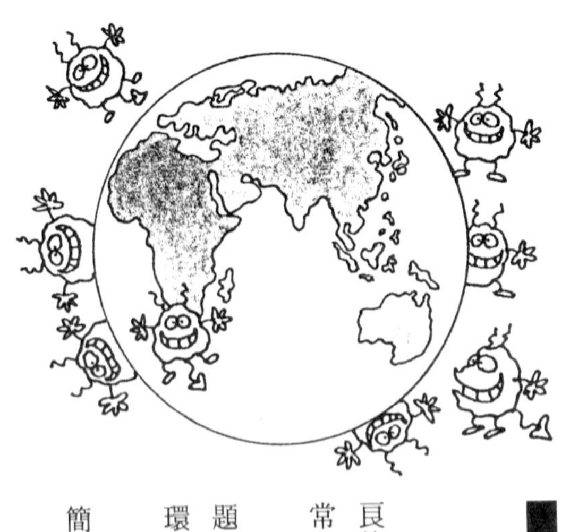

■保護環境不是嘴巴說說那麼簡單

最後要提醒各位讀者，要抑制環境的惡化。

臭氧層的破壞及大氣汚染，對於人類而言會造成不良的影響。我們人類所居住的地球，現在的確是面臨非常嚴重的狀態。

最近，不論國內外，許多經濟學家都在探討環境問題。在幾年以前，根本沒有這種事情發生。由此可知，環境汚染的事態非常嚴重。

「體貼身體」或是「體貼地球」，嘴巴說起來是很簡單。但是真要做的話，則結論是「必須過著前近代的生活」。不僅是自家轎車和家電製品，連含有添加物的食品全都要捨棄，也就是說，會有非常不方便的生活在等待著我們。各位讀者能夠忍受嗎？

但是到了二十一世紀，在中國或印度等開發中國家的產業化逐漸進行。而這些國家的人，如果每個人都擁有車子的話，可能會使臭氧層的破壞更加惡化。中國十二億人口的飲食生活，如果和日本一樣，攝取很多的魚類，恐怕會導致魚的缺乏。

由此可知，近代化是在破壞地球的狀況下，不斷進行著的。但是，國人卻不能對中國或印度等開發中國家的人說：「你要中止產業化！」自己過著方便的生活，卻強制其他國家的人過著不方便的生活，未免太過於任性了。

■做自己能做的事情，為後代著想都很重要

石油這種能源有限，這個事實，也許能夠遏止地球的近代化。在二十一世紀，車輛大概會以太陽能車為主流吧！

但是，不可能完全中止產業化。因此，目前我們人類的一大命題就是「盡可能延遲環境破壞的進行」……。家電製品盡可能好好地保護，使其耐用。不要動不動就自己開車，要搭

乘捷運或公車。空罐等一定要進行回收處理。在日常生活中，能夠做的事情有很多。

這個地球，並不只是為了我們這一代而存在的。為了讓下一代能夠安心地生活，給他們一個良好的環境，將是現代人最大的義務。

「只要自己活著的時候，過著舒適的生活就夠了」……。如果你這麼想的話，那麼，恐怕地球的壽命不長了。

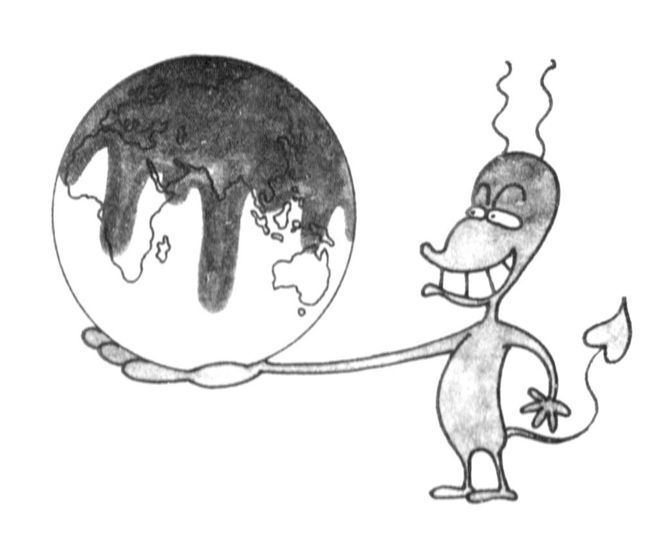

■主編介紹■

井土貴司

食糧問題研究所所長、評論家。

一九三〇年出生於日本廣島。一九五一年畢業於水產講習所（現東京水產大學）製造科後，進入邱比公司。歷任常務董事、協談及顧問。一九七三年～一九八四年兼任全農邱比・EGG STATION社長。一九八六年設立食糧問題研究所，擔任所長。

著書包括『食品產業的大轉變期』、『胃袋戰爭』、『食品的價格革命』、『蛋黃醬店老闆所寫的蛋黃醬書』、『蛋店老闆所寫的蛋書』、『保護健康的新型日本食』、『防止癡呆的蛋的膽鹹』等。

大展出版社有限公司	圖書目錄
地址：台北市北投區11204 致遠一路二段12巷1號 郵撥： 0166955～1	電話：(02) 8236031 8236033 傳眞：(02) 8272069

• 法律專欄連載 • 電腦編號 58

台大法學院 法律學系／策劃 法律服務社／編著

①別讓您的權利睡著了①	200元
②別讓您的權利睡著了②	200元

• 秘傳占卜系列 • 電腦編號 14

①手相術	淺野八郎著	150元
②人相術	淺野八郎著	150元
③西洋占星術	淺野八郎著	150元
④中國神奇占卜	淺野八郎著	150元
⑤夢判斷	淺野八郎著	150元
⑥前世、來世占卜	淺野八郎著	150元
⑦法國式血型學	淺野八郎著	150元
⑧靈感、符咒學	淺野八郎著	150元
⑨紙牌占卜學	淺野八郎著	150元
⑩ＥＳＰ超能力占卜	淺野八郎著	150元
⑪猶太數的秘術	淺野八郎著	150元
⑫新心理測驗	淺野八郎著	160元
⑬塔羅牌預言秘法	淺野八郎著	200元

• 趣味心理講座 • 電腦編號 15

①性格測驗１	探索男與女	淺野八郎著	140元
②性格測驗２	透視人心奧秘	淺野八郎著	140元
③性格測驗３	發現陌生的自己	淺野八郎著	140元
④性格測驗４	發現你的真面目	淺野八郎著	140元
⑤性格測驗５	讓你們吃驚	淺野八郎著	140元
⑥性格測驗６	洞穿心理盲點	淺野八郎著	140元
⑦性格測驗７	探索對方心理	淺野八郎著	140元
⑧性格測驗８	由吃認識自己	淺野八郎著	140元

⑨性格測驗9　戀愛知多少　淺野八郎著　160元
⑩性格測驗10　由裝扮瞭解人心　淺野八郎著　160元
⑪性格測驗11　敲開內心玄機　淺野八郎著　140元
⑫性格測驗12　透視你的未來　淺野八郎著　140元
⑬血型與你的一生　淺野八郎著　160元
⑭趣味推理遊戲　淺野八郎著　160元
⑮行爲語言解析　淺野八郎著　160元

•婦幼天地•電腦編號16

①八萬人減肥成果　黃靜香譯　180元
②三分鐘減肥體操　楊鴻儒譯　150元
③窈窕淑女美髮秘訣　柯素娥譯　130元
④使妳更迷人　成　玉譯　130元
⑤女性的更年期　官舒妍編譯　160元
⑥胎內育兒法　李玉瓊編譯　150元
⑦早產兒袋鼠式護理　唐岱蘭譯　200元
⑧初次懷孕與生產　婦幼天地編譯組　180元
⑨初次育兒12個月　婦幼天地編譯組　180元
⑩斷乳食與幼兒食　婦幼天地編譯組　180元
⑪培養幼兒能力與性向　婦幼天地編譯組　180元
⑫培養幼兒創造力的玩具與遊戲　婦幼天地編譯組　180元
⑬幼兒的症狀與疾病　婦幼天地編譯組　180元
⑭腿部苗條健美法　婦幼天地編譯組　180元
⑮女性腰痛別忽視　婦幼天地編譯組　150元
⑯舒展身心體操術　李玉瓊編譯　130元
⑰三分鐘臉部體操　趙薇妮著　160元
⑱生動的笑容表情術　趙薇妮著　160元
⑲心曠神怡減肥法　川津祐介著　130元
⑳內衣使妳更美麗　陳玄茹譯　130元
㉑瑜伽美姿美容　黃靜香編著　150元
㉒高雅女性裝扮學　陳珮玲譯　180元
㉓蠶糞肌膚美顏法　坂梨秀子著　160元
㉔認識妳的身體　李玉瓊譯　160元
㉕產後恢復苗條體態　居理安•芙萊喬著　200元
㉖正確護髮美容法　山崎伊久江著　180元
㉗安琪拉美姿養生學　安琪拉蘭斯博瑞著　180元
㉘女體性醫學剖析　增田豐著　220元
㉙懷孕與生產剖析　岡部綾子著　180元
㉚斷奶後的健康育兒　東城百合子著　220元
㉛引出孩子幹勁的責罵藝術　多湖輝著　170元

㉜培養孩子獨立的藝術	多湖輝著	170元
㉝子宮肌瘤與卵巢囊腫	陳秀琳編著	180元
㉞下半身減肥法	納他夏・史達賓著	180元
㉟女性自然美容法	吳雅菁編著	180元
㊱再也不發胖	池園悅太郎著	170元
㊲生男生女控制術	中垣勝裕著	220元
㊳使妳的肌膚更亮麗	楊　皓編著	170元
㊴臉部輪廓變美	芝崎義夫著	180元
㊵斑點、皺紋自己治療	高須克彌著	180元
㊶面皰自己治療	伊藤雄康著	180元
㊷隨心所欲瘦身冥想法	原久子著	180元
㊸胎兒革命	鈴木丈織著	180元
㊹NS磁氣平衡法塑造窈窕奇蹟	古屋和江著	180元

・青 春 天 地・電腦編號 17

①A血型與星座	柯素娥編譯	160元
②B血型與星座	柯素娥編譯	160元
③O血型與星座	柯素娥編譯	160元
④AB血型與星座	柯素娥編譯	120元
⑤青春期性教室	呂貴嵐編譯	130元
⑥事半功倍讀書法	王毅希編譯	150元
⑦難解數學破題	宋釗宜編譯	130元
⑧速算解題技巧	宋釗宜編譯	130元
⑨小論文寫作秘訣	林顯茂編譯	120元
⑪中學生野外遊戲	熊谷康編著	120元
⑫恐怖極短篇	柯素娥編譯	130元
⑬恐怖夜話	小毛驢編譯	130元
⑭恐怖幽默短篇	小毛驢編譯	120元
⑮黑色幽默短篇	小毛驢編譯	120元
⑯靈異怪談	小毛驢編譯	130元
⑰錯覺遊戲	小毛驢編譯	130元
⑱整人遊戲	小毛驢編著	150元
⑲有趣的超常識	柯素娥編譯	130元
⑳哦！原來如此	林慶旺編譯	130元
㉑趣味競賽100種	劉名揚編譯	120元
㉒數學謎題入門	宋釗宜編譯	150元
㉓數學謎題解析	宋釗宜編譯	150元
㉔透視男女心理	林慶旺編譯	120元
㉕少女情懷的自白	李桂蘭編譯	120元
㉖由兄弟姊妹看命運	李玉瓊編譯	130元

㉗趣味的科學魔術	林慶旺編譯	150元
㉘趣味的心理實驗室	李燕玲編譯	150元
㉙愛與性心理測驗	小毛驢編譯	130元
㉚刑案推理解謎	小毛驢編譯	130元
㉛偵探常識推理	小毛驢編譯	130元
㉜偵探常識解謎	小毛驢編譯	130元
㉝偵探推理遊戲	小毛驢編譯	130元
㉞趣味的超魔術	廖玉山編著	150元
㉟趣味的珍奇發明	柯素娥編著	150元
㊱登山用具與技巧	陳瑞菊編著	150元

・健 康 天 地・電腦編號 18

①壓力的預防與治療	柯素娥編譯	130元
②超科學氣的魔力	柯素娥編譯	130元
③尿療法治病的神奇	中尾良一著	130元
④鐵證如山的尿療法奇蹟	廖玉山譯	120元
⑤一日斷食健康法	葉慈容編譯	150元
⑥胃部強健法	陳炳崑譯	120元
⑦癌症早期檢查法	廖松濤譯	160元
⑧老人痴呆症防止法	柯素娥編譯	130元
⑨松葉汁健康飲料	陳麗芬編譯	130元
⑩揉肚臍健康法	永井秋夫著	150元
⑪過勞死、猝死的預防	卓秀貞編譯	130元
⑫高血壓治療與飲食	藤山順豐著	150元
⑬老人看護指南	柯素娥編譯	150元
⑭美容外科淺談	楊啟宏著	150元
⑮美容外科新境界	楊啟宏著	150元
⑯鹽是天然的醫生	西英司郎著	140元
⑰年輕十歲不是夢	梁瑞麟譯	200元
⑱茶料理治百病	桑野和民著	180元
⑲綠茶治病寶典	桑野和民著	150元
⑳杜仲茶養顏減肥法	西田博著	150元
㉑蜂膠驚人療效	瀨長良三郎著	180元
㉒蜂膠治百病	瀨長良三郎著	180元
㉓醫藥與生活	鄭炳全著	180元
㉔鈣長生寶典	落合敏著	180元
㉕大蒜長生寶典	木下繁太郎著	160元
㉖居家自我健康檢查	石川恭三著	160元
㉗永恒的健康人生	李秀鈴譯	200元
㉘大豆卵磷脂長生寶典	劉雪卿譯	150元

㉙芳香療法	梁艾琳譯	160元
㉚醋長生寶典	柯素娥譯	180元
㉛從星座透視健康	席拉・吉蒂斯著	180元
㉜愉悅自在保健學	野本二士夫著	160元
㉝裸睡健康法	丸山淳士等著	160元
㉞糖尿病預防與治療	藤田順豐著	180元
㉟維他命長生寶典	菅原明子著	180元
㊱維他命C新效果	鐘文訓編	150元
㊲手、腳病理按摩	堤芳朗著	160元
㊳AIDS瞭解與預防	彼得塔歇爾著	180元
㊴甲殼質殼聚糖健康法	沈永嘉譯	160元
㊵神經痛預防與治療	木下眞男著	160元
㊶室內身體鍛鍊法	陳炳崑編著	160元
㊷吃出健康藥膳	劉大器編著	180元
㊸自我指壓術	蘇燕謀編著	160元
㊹紅蘿蔔汁斷食療法	李玉瓊編著	150元
㊺洗心術健康秘法	竺翠萍編譯	170元
㊻枇杷葉健康療法	柯素娥編譯	180元
㊼抗衰血癒	楊啟宏著	180元
㊽與癌搏鬥記	逸見政孝著	180元
㊾冬蟲夏草長生寶典	高橋義博著	170元
㊿痔瘡・大腸疾病先端療法	宮島伸宜著	180元
51膠布治癒頑固慢性病	加瀨建造著	180元
52芝麻神奇健康法	小林貞作著	170元
53香煙能防止癡呆？	高田明和著	180元
54穀菜食治癌療法	佐藤成志著	180元
55貼藥健康法	松原英多著	180元
56克服癌症調和道呼吸法	帶津良一著	180元
57Ｂ型肝炎預防與治療	野村喜重郎著	180元
58青春永駐養生導引術	早島正雄著	180元
59改變呼吸法創造健康	原久子著	180元
60荷爾蒙平衡養生秘訣	出村博著	180元
61水美肌健康法	井戶勝富著	170元
62認識食物掌握健康	廖梅珠編著	170元
63痛風劇痛消除法	鈴木吉彥著	180元
64酸莖菌驚人療效	上田明彥著	180元
65大豆卵磷脂治現代病	神津健一著	200元
66時辰療法──危險時刻凌晨４時	呂建強等著	180元
67自然治癒力提升法	帶津良一著	180元
68巧妙的氣保健法	藤平墨子著	180元
69治癒Ｃ型肝炎	熊田博光著	180元

⑳肝臟病預防與治療	劉名揚編著	180元
㉑腰痛平衡療法	荒井政信著	180元
㉒根治多汗症、狐臭	稻葉益巳著	220元
㉓40歲以後的骨質疏鬆症	沈永嘉譯	180元
㉔認識中藥	松下一成著	180元
㉕認識氣的科學	佐佐木茂美著	180元
㉖我戰勝了癌症	安田伸著	180元
㉗斑點是身心的危險信號	中野進著	180元
㉘艾波拉病毒大震撼	玉川重德著	180元
㉙重新還我黑髮	桑名隆一郎著	180元
㉚身體節律與健康	林博史著	180元
㉛生薑治萬病	石原結實著	180元

・實用女性學講座・電腦編號 19

①解讀女性內心世界	島田一男著	150元
②塑造成熟的女性	島田一男著	150元
③女性整體裝扮學	黃靜香編著	180元
④女性應對禮儀	黃靜香編著	180元
⑤女性婚前必修	小野十傳著	200元
⑥徹底瞭解女人	田口二州著	180元
⑦拆穿女性謊言88招	島田一男著	200元
⑧解讀女人心	島田一男著	200元

・校 園 系 列・電腦編號 20

①讀書集中術	多湖輝著	150元
②應考的訣竅	多湖輝著	150元
③輕鬆讀書贏得聯考	多湖輝著	150元
④讀書記憶秘訣	多湖輝著	150元
⑤視力恢復！超速讀術	江錦雲譯	180元
⑥讀書36計	黃柏松編著	180元
⑦驚人的速讀術	鐘文訓編著	170元
⑧學生課業輔導良方	多湖輝著	180元
⑨超速讀超記憶法	廖松濤編著	180元
⑩速算解題技巧	宋釗宜編著	200元
⑪看圖學英文	陳炳崑編著	200元

・實用心理學講座・電腦編號 21

①拆穿欺騙伎倆	多湖輝著	140元

②創造好構想	多湖輝著	140元
③面對面心理術	多湖輝著	160元
④偽裝心理術	多湖輝著	140元
⑤透視人性弱點	多湖輝著	140元
⑥自我表現術	多湖輝著	180元
⑦不可思議的人性心理	多湖輝著	150元
⑧催眠術入門	多湖輝著	150元
⑨責罵部屬的藝術	多湖輝著	150元
⑩精神力	多湖輝著	150元
⑪厚黑說服術	多湖輝著	150元
⑫集中力	多湖輝著	150元
⑬構想力	多湖輝著	150元
⑭深層心理術	多湖輝著	160元
⑮深層語言術	多湖輝著	160元
⑯深層說服術	多湖輝著	180元
⑰掌握潛在心理	多湖輝著	160元
⑱洞悉心理陷阱	多湖輝著	180元
⑲解讀金錢心理	多湖輝著	180元
⑳拆穿語言圈套	多湖輝著	180元
㉑語言的內心玄機	多湖輝著	180元

• 超現實心理講座 • 電腦編號 22

①超意識覺醒法	詹蔚芬編譯	130元
②護摩秘法與人生	劉名揚編譯	130元
③秘法！超級仙術入門	陸　明譯	150元
④給地球人的訊息	柯素娥編著	150元
⑤密教的神通力	劉名揚編著	130元
⑥神秘奇妙的世界	平川陽一著	180元
⑦地球文明的超革命	吳秋嬌譯	200元
⑧力量石的秘密	吳秋嬌譯	180元
⑨超能力的靈異世界	馬小莉譯	200元
⑩逃離地球毀滅的命運	吳秋嬌譯	200元
⑪宇宙與地球終結之謎	南山宏著	200元
⑫驚世奇功揭秘	傅起鳳著	200元
⑬啟發身心潛力心象訓練法	栗田昌裕著	180元
⑭仙道術遁甲法	高藤聰一郎著	220元
⑮神通力的秘密	中岡俊哉著	180元
⑯仙人成仙術	高藤聰一郎著	200元
⑰仙道符咒氣功法	高藤聰一郎著	220元
⑱仙道風水術尋龍法	高藤聰一郎著	200元

⑲仙道奇蹟超幻像　高藤聰一郎著　200元
⑳仙道鍊金術房中法　高藤聰一郎著　200元
㉑奇蹟超醫療治癒難病　深野一幸著　220元
㉒揭開月球的神秘力量　超科學研究會　180元
㉓西藏密教奧義　高藤聰一郎著　250元

・養 生 保 健・電腦編號 23

①醫療養生氣功　黃孝寬著　250元
②中國氣功圖譜　余功保著　230元
③少林醫療氣功精粹　井玉蘭著　250元
④龍形實用氣功　吳大才等著　220元
⑤魚戲增視強身氣功　宮　嬰著　220元
⑥嚴新氣功　前新培金著　250元
⑦道家玄牝氣功　張　章著　200元
⑧仙家秘傳袪病功　李遠國著　160元
⑨少林十大健身功　秦慶豐著　180元
⑩中國自控氣功　張明武著　250元
⑪醫療防癌氣功　黃孝寬著　250元
⑫醫療強身氣功　黃孝寬著　250元
⑬醫療點穴氣功　黃孝寬著　250元
⑭中國八卦如意功　趙維漢著　180元
⑮正宗馬禮堂養氣功　馬禮堂著　420元
⑯秘傳道家筋經內丹功　王慶餘著　280元
⑰三元開慧功　辛桂林著　250元
⑱防癌治癌新氣功　郭　林著　180元
⑲禪定與佛家氣功修煉　劉天君著　200元
⑳顛倒之術　梅自強著　360元
㉑簡明氣功辭典　吳家駿編　360元
㉒八卦三合功　張全亮著　230元
㉓朱砂掌健身養生功　楊　永著　250元
㉔抗老功　陳九鶴著　230元

・社會人智囊・電腦編號 24

①糾紛談判術　清水增三著　160元
②創造關鍵術　淺野八郎著　150元
③觀人術　淺野八郎著　180元
④應急詭辯術　廖英迪編著　160元
⑤天才家學習術　木原武一著　160元
⑥猫型狗式鑑人術　淺野八郎著　180元

⑦逆轉運掌握術	淺野八郎著	180元
⑧人際圓融術	澀谷昌三著	160元
⑨解讀人心術	淺野八郎著	180元
⑩與上司水乳交融術	秋元隆司著	180元
⑪男女心態定律	小田晉著	180元
⑫幽默說話術	林振輝編著	200元
⑬人能信賴幾分	淺野八郎著	180元
⑭我一定能成功	李玉瓊譯	180元
⑮獻給青年的嘉言	陳蒼杰譯	180元
⑯知人、知面、知其心	林振輝編著	180元
⑰塑造堅強的個性	坂上肇著	180元
⑱爲自己而活	佐藤綾子著	180元
⑲未來十年與愉快生活有約	船井幸雄著	180元
⑳超級銷售話術	杜秀卿譯	180元
㉑感性培育術	黃靜香編著	180元
㉒公司新鮮人的禮儀規範	蔡媛惠譯	180元
㉓傑出職員鍛鍊術	佐佐木正著	180元
㉔面談獲勝戰略	李芳黛譯	180元
㉕金玉良言撼人心	森純大著	180元
㉖男女幽默趣典	劉華亭編著	180元
㉗機智說話術	劉華亭編著	180元
㉘心理諮商室	柯素娥譯	180元
㉙如何在公司頭角崢嶸	佐佐木正著	180元
㉚機智應對術	李玉瓊編著	200元
㉛克服低潮良方	坂野雄二著	180元
㉜智慧型說話技巧	沈永嘉編著	元
㉝記憶力、集中力增進術	廖松濤編著	180元

•精 選 系 列• 電腦編號 25

①毛澤東與鄧小平	渡邊利夫等著	280元
②中國大崩裂	江戶介雄著	180元
③台灣•亞洲奇蹟	上村幸治著	220元
④7-ELEVEN高盈收策略	國友隆一著	180元
⑤台灣獨立	森　詠著	200元
⑥迷失中國的末路	江戶雄介著	220元
⑦2000年5月全世界毀滅	紫藤甲子男著	180元
⑧失去鄧小平的中國	小島朋之著	220元
⑨世界史爭議性異人傳	桐生操著	200元
⑩淨化心靈享人生	松濤弘道著	220元
⑪人生心情診斷	賴藤和寬著	220元

⑫中美大決戰　檜山良昭著　220元

・運 動 遊 戲・電腦編號 26

①雙人運動　李玉瓊譯　160元
②愉快的跳繩運動　廖玉山譯　180元
③運動會項目精選　王佑京譯　150元
④肋木運動　廖玉山譯　150元
⑤測力運動　王佑宗譯　150元

・休 閒 娛 樂・電腦編號 27

①海水魚飼養法　田中智浩著　300元
②金魚飼養法　曾雪玫譯　250元
③熱門海水魚　毛利匡明著　480元
④愛犬的教養與訓練　池田好雄著　250元

・銀髮族智慧學・電腦編號 28

①銀髮六十樂逍遙　多湖輝著　170元
②人生六十反年輕　多湖輝著　170元
③六十歲的決斷　多湖輝著　170元

・飲 食 保 健・電腦編號 29

①自己製作健康茶　大海淳著　220元
②好吃、具藥效茶料理　德永睦子著　220元
③改善慢性病健康藥草茶　吳秋嬌譯　200元
④藥酒與健康果菜汁　成玉編著　250元

・家庭醫學保健・電腦編號 30

①女性醫學大全　雨森良彥著　380元
②初爲人父育兒寶典　小瀧周曹著　220元
③性活力強健法　相建華著　220元
④30歲以上的懷孕與生產　李芳黛編著　220元
⑤舒適的女性更年期　野末悅子著　200元
⑥夫妻前戲的技巧　笠井寬司著　200元
⑦病理足穴按摩　金慧明著　220元
⑧爸爸的更年期　河野孝旺著　200元
⑨橡皮帶健康法　山田晶著　200元

⑩33天健美減肥	相建華等著	180元
⑪男性健美入門	孫玉祿編著	180元
⑫強化肝臟秘訣	主婦の友社編	200元
⑬了解藥物副作用	張果馨譯	200元
⑭女性醫學小百科	松山榮吉著	200元
⑮左轉健康秘訣	龜田修等著	200元
⑯實用天然藥物	鄭炳全編著	260元
⑰神秘無痛平衡療法	林宗駛著	180元
⑱膝蓋健康法	張果馨譯	180元

•心 靈 雅 集•電腦編號00

①禪言佛語看人生	松濤弘道著	180元
②禪密教的奧秘	葉逯謙譯	120元
③觀音大法力	田口日勝著	120元
④觀音法力的大功德	田口日勝著	120元
⑤達摩禪106智慧	劉華亭編譯	220元
⑥有趣的佛教研究	葉逯謙編譯	170元
⑦夢的開運法	蕭京凌譯	130元
⑧禪學智慧	柯素娥編譯	130元
⑨女性佛教入門	許俐萍譯	110元
⑩佛像小百科	心靈雅集編譯組	130元
⑪佛教小百科趣談	心靈雅集編譯組	120元
⑫佛教小百科漫談	心靈雅集編譯組	150元
⑬佛教知識小百科	心靈雅集編譯組	150元
⑭佛學名言智慧	松濤弘道著	220元
⑮釋迦名言智慧	松濤弘道著	220元
⑯活人禪	平田精耕著	120元
⑰坐禪入門	柯素娥編譯	150元
⑱現代禪悟	柯素娥編譯	130元
⑲道元禪師語錄	心靈雅集編譯組	130元
⑳佛學經典指南	心靈雅集編譯組	130元
㉑何謂「生」 阿含經	心靈雅集編譯組	150元
㉒一切皆空 般若心經	心靈雅集編譯組	150元
㉓超越迷惘 法句經	心靈雅集編譯組	130元
㉔開拓宇宙觀 華嚴經	心靈雅集編譯組	180元
㉕真實之道 法華經	心靈雅集編譯組	130元
㉖自由自在 涅槃經	心靈雅集編譯組	130元
㉗沈默的教示 維摩經	心靈雅集編譯組	150元
㉘開通心眼 佛語佛戒	心靈雅集編譯組	130元
㉙揭秘寶庫 密教經典	心靈雅集編譯組	180元

㉚坐禪與養生	廖松濤譯	110元
㉛釋尊十戒	柯素娥編譯	120元
㉜佛法與神通	劉欣如編著	120元
㉝悟（正法眼藏的世界）	柯素娥編譯	120元
㉞只管打坐	劉欣如編著	120元
㉟喬答摩・佛陀傳	劉欣如編著	120元
㊱唐玄奘留學記	劉欣如編著	120元
㊲佛教的人生觀	劉欣如編譯	110元
㊳無門關（上卷）	心靈雅集編譯組	150元
㊴無門關（下卷）	心靈雅集編譯組	150元
㊵業的思想	劉欣如編著	130元
㊶佛法難學嗎	劉欣如著	140元
㊷佛法實用嗎	劉欣如著	140元
㊸佛法殊勝嗎	劉欣如著	140元
㊹因果報應法則	李常傳編	180元
㊺佛教醫學的奧秘	劉欣如編著	150元
㊻紅塵絕唱	海　若著	130元
㊼佛教生活風情	洪丕謨、姜玉珍著	220元
㊽行住坐臥有佛法	劉欣如著	160元
㊾起心動念是佛法	劉欣如著	160元
㊿四字禪語	曹洞宗青年會	200元
51妙法蓮華經	劉欣如編著	160元
52根本佛教與大乘佛教	葉作森編	180元
53大乘佛經	定方晟著	180元
54須彌山與極樂世界	定方晟著	180元
55阿闍世的悟道	定方晟著	180元
56金剛經的生活智慧	劉欣如著	180元

・經 營 管 理・電腦編號 01

◎創新經營管理六十六大計（精）	蔡弘文編	780元
①如何獲取生意情報	蘇燕謀譯	110元
②經濟常識問答	蘇燕謀譯	130元
④台灣商戰風雲錄	陳中雄著	120元
⑤推銷大王秘錄	原一平著	180元
⑥新創意・賺大錢	王家成譯	90元
⑦工廠管理新手法	琪　輝著	120元
⑨經營參謀	柯順隆譯	120元
⑩美國實業24小時	柯順隆譯	80元
⑪撼動人心的推銷法	原一平著	150元
⑫高竿經營法	蔡弘文編	120元

⑬如何掌握顧客	柯順隆譯	150元
⑭一等一賺錢策略	蔡弘文編	120元
⑯成功經營妙方	鐘文訓著	120元
⑰一流的管理	蔡弘文編	150元
⑱外國人看中韓經濟	劉華亭譯	150元
⑳突破商場人際學	林振輝編著	90元
㉑無中生有術	琪輝編著	140元
㉒如何使女人打開錢包	林振輝編著	100元
㉓操縱上司術	邑井操著	90元
㉔小公司經營策略	王嘉誠著	160元
㉕成功的會議技巧	鐘文訓編譯	100元
㉖新時代老闆學	黃柏松編著	100元
㉗如何創造商場智囊團	林振輝編譯	150元
㉘十分鐘推銷術	林振輝編譯	180元
㉙五分鐘育才	黃柏松編譯	100元
㉚成功商場戰術	陸明編譯	100元
㉛商場談話技巧	劉華亭編譯	120元
㉜企業帝王學	鐘文訓譯	90元
㉝自我經濟學	廖松濤編譯	100元
㉞一流的經營	陶田生編著	120元
㉟女性職員管理術	王昭國編譯	120元
㊱ＩＢＭ的人事管理	鐘文訓編譯	150元
㊲現代電腦常識	王昭國編譯	150元
㊳電腦管理的危機	鐘文訓編譯	120元
㊴如何發揮廣告效果	王昭國編譯	150元
㊵最新管理技巧	王昭國編譯	150元
㊶一流推銷術	廖松濤編譯	150元
㊷包裝與促銷技巧	王昭國編譯	130元
㊸企業王國指揮塔	松下幸之助著	120元
㊹企業精銳兵團	松下幸之助著	120元
㊺企業人事管理	松下幸之助著	100元
㊻華僑經商致富術	廖松濤編譯	130元
㊼豐田式銷售技巧	廖松濤編譯	180元
㊽如何掌握銷售技巧	王昭國編著	130元
㊿洞燭機先的經營	鐘文訓編譯	150元
52新世紀的服務業	鐘文訓編譯	100元
53成功的領導者	廖松濤編譯	120元
54女推銷員成功術	李玉瓊編譯	130元
55ＩＢＭ人才培育術	鐘文訓編譯	100元
56企業人自我突破法	黃琪輝編著	150元
58財富開發術	蔡弘文編著	130元

國家圖書館出版品預行編目資料

認識活性氧／井土貴司著，林雅倩譯
——初版——臺北市，大展，民86
面；　公分——（健康天地；84）
譯自：成人病•ガン・老化は活性酸素
が引き金だった
ISBN 957-557-765-5（平裝）
1. 飲食 2.健康法
411.3　　　86013127

SEIJINBYOU GAN ROUKA WA KASSEISANSO GA HIKIGANE DATTA

Originally published in Japan in 1996 by NITTO SHOIN Co., Ltd.
Chinese translation rights arranged through TOHAN CORPORATION, TOKYO
and KEIO Cultural Enterprise CO., LTD

版權仲介：京王文化事業有限公司

認識活性氧

ISBN 957-557-765-5

原著者／井土貴司
編譯者／林　雅　倩
發行人／蔡　森　明
出版者／大展出版社有限公司
社　址／台北市北投區（石牌）致遠一路二段12巷1號
電　話／(02) 28236031・28236033
傳　眞／(02) 28272069
郵政劃撥／0166955－1
登記證／局版臺業字第2171號
承印者／高星企業有限公司
裝　訂／日新裝訂所
排版者／千兵企業有限公司
電　話／(02) 28812643
初版1刷／1997年（民86年）12月

定　價／180元

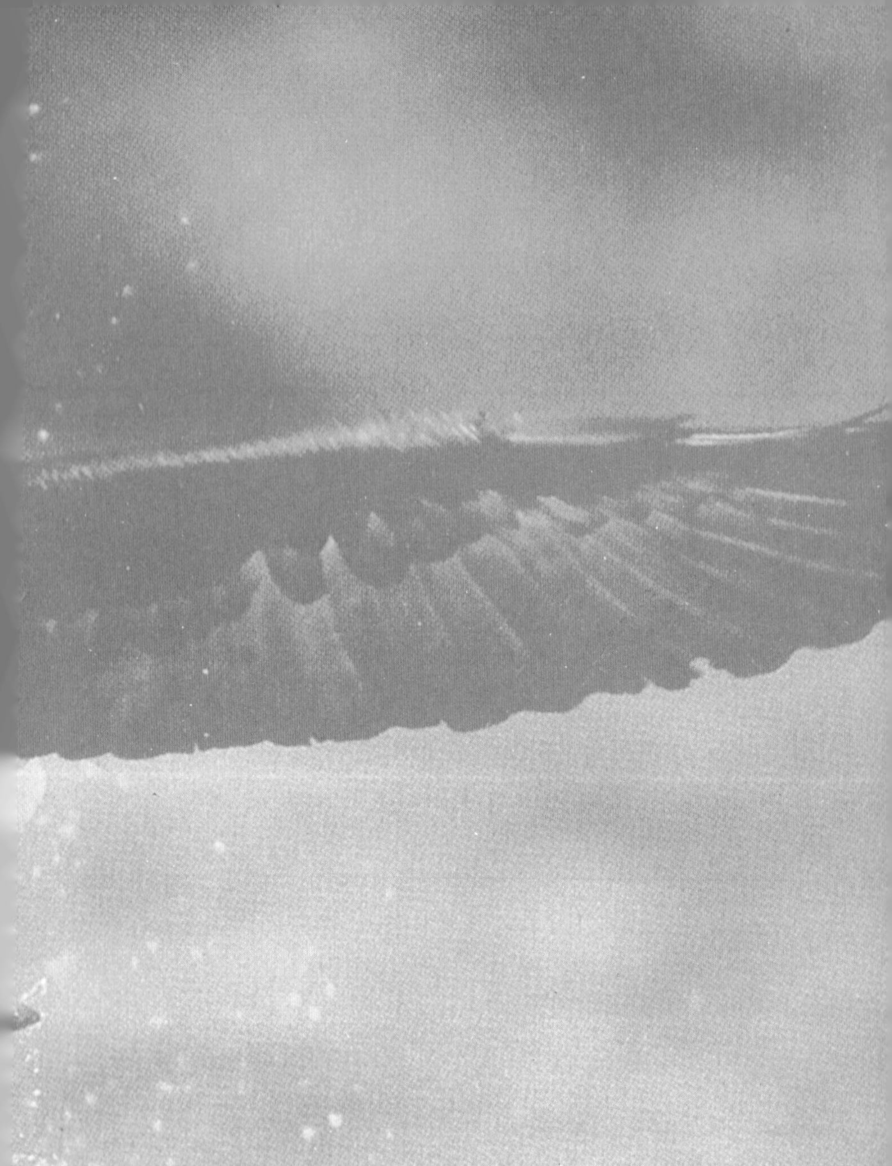

大展好書 好書大展

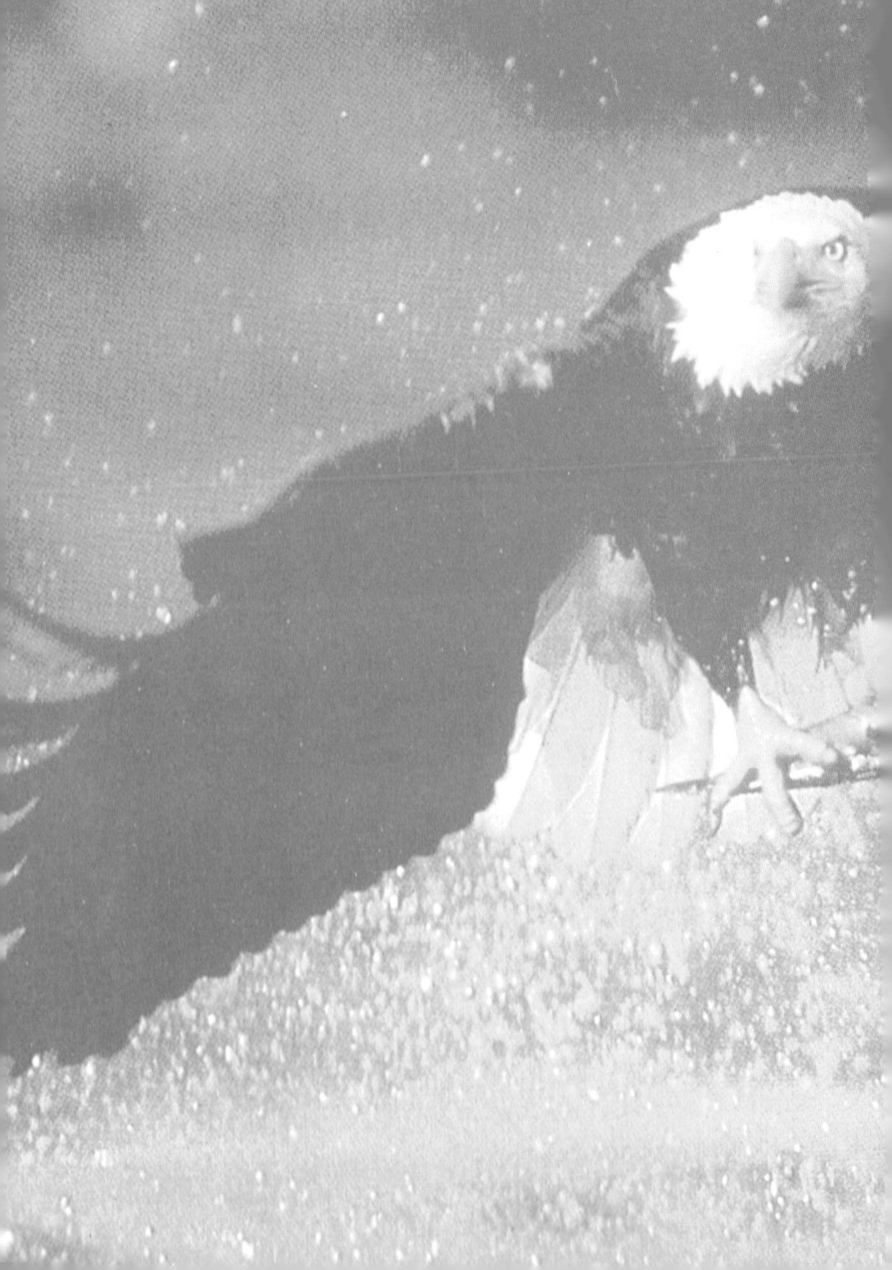